前列腺疾病防治与护理

QIANLIEXIAN JIBING FANGZHI YU HULI

包乌仁　著

吉林科学技术出版社

图书在版编目（CIP）数据

前列腺疾病防治与护理 / 包乌仁著 . -- 长春 : 吉
林科学技术出版社 , 2019.6 （2024.10重印）
ISBN 978-7-5578-5664-9

Ⅰ . ①前… Ⅱ . ①包… Ⅲ . ①前列腺疾病—防治②前
列腺疾病—护理 Ⅳ . ① R697 ② R473.6

中国版本图书馆 CIP 数据核字 (2019) 第 119048 号

前列腺疾病防治与护理

著 　 包乌仁
出 版 人 　李 　梁
责任编辑 　孙 　默 　 史明忠
装帧设计 　陈 　雷
开 　 本 　880mm×1230mm 　 1/32
字 　 数 　100千字
印 　 张 　6.75
版 　 次 　2020年4月第1版
印 　 次 　2024 年 10 月第 3 次印刷

出 　 版 　吉林出版集团
　 　 　 　 吉林科学技术出版社
发 　 行 　吉林科学技术出版社
地 　 址 　长春市龙腾国际出版大厦
邮 　 编 　130000
发行部电话/传真 　0431-85635177 　 85651759 　 85651628
　 　 　 　 　 　 　 　 85677817 　 85600611 　 85670016
储运部电话 　0431-84612872
编辑部电话 　0431-85635186
网 　 址 　www. jlstp.net
印 　 刷 　三河市元兴印务有限公司

书 　 号 　ISBN 978-7-5578-5664-9
定 　 价 　60.00元

作者简介

　　包乌仁，女，出生于 1982 年 11 月 6 日，籍贯为内蒙古赤峰市巴林左旗。毕业于吉林大学，硕士研究生，现就职于内蒙古民族大学护理学院，讲师，研究方向：护理教育、护理管理、临床护理。

前　言

前列腺是男性特有的一个性腺器官，其体积很小，所处的部位十分隐蔽，因此，对于大多数人来说，它是一个非常神秘、陌生的器官。前列腺疾病，尤其是前列腺增生和前列腺癌几乎就是老年男性"专属"疾病，严重影响老年男性生活质量和健康。随着人民生活水平的改善和医疗检查水平的提高，前列腺疾病的诊断与治疗发生了很大的变化，如前列腺炎的规范化治疗，微创技术在前列腺疾病治疗中的应用等。故对前列腺疾病应早发现，早治疗，减少并发症，提高治愈率。

老年前列腺疾病主要包括前列腺增生、前列腺癌和前列腺炎，所以本书主要以这三种疾病作为介绍重点。本书在撰写风格上重点突出临床治疗方法，总结了近年来治疗前列腺的新方法、新特点及新的研究成果。

学者广泛搜集了国内外临床前列腺在医学领域里的最新研究动态和学术成果，理论联系实际，图文并茂，实用性强，是从事临床泌尿外科及各相关学科研究工学者和临床医生的重要参考书。

在本书的编写过程中参考了许多国内外书籍、期刊资料、相关数据等，在此特向有关学者表示感谢。由于学者水平有限，书中一难免存在不足之处，恳请广大读者批评、指正。衷心希望本书能对老年男性朋友的健康和幸福有所帮助，这是我们最大的希冀！

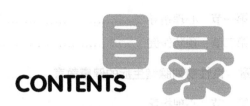
CONTENTS

第一章　前列腺炎

第一章　前列腺炎

第一节 流行病学

相关数据表明，前列腺炎已经逐步成为了一种常见疾病，发病率居高不下，且有逐渐上升趋势，前列腺炎疾病的发生，不仅严重影响了男性患者的工作和生活，而且对于男性患者的身心健康造成了严重的影响。但是，从医疗研究数据来看，由于前列腺炎的病例研究报告文章数量不足，所以难以对该疾病造成的直接或者间接经济损失，作出准确的估量，针对这个问题，有些国家采取了社区调查的方式来进行疾病的研究。

下面是其他国家采用社区调查方式，汇总出的关于前列腺疾病的相关数据。

一、发病率

目前前列腺炎是男性泌尿外科主要研究的课题之一，因为其发病原因过于复杂，以及发病人群年龄差别比较大，所以导致目前的研究数据有很多差异。根据 1990 年美国关于前列腺炎的统计数据表明，美国每年前列腺炎的发病人群有 200 万左右，发病率在 5% ~ 8%。而在中国的男性门诊中，有 30% 为前列腺炎患者。虽然从数据上来看，前列腺炎有着很高的发病率，但是实际发病率却低于这个数值，主要因为以下几个方面。

1. 该病并不会威胁生命，大部分慢性前列腺炎患者对自身的疾病情况并不清楚，也不一定寻求医疗帮助。

2. 前列腺炎患者的症状可以不典型且多样化，可能造成误诊。

3.对该病的分类和诊断缺乏统一的标准。

4.存在无症状的前列腺炎患者。

5.医师的素质和对前列腺疾病认识的差异也可以影响到对前列腺炎的准确诊断。

6.有些文献资料也不十分可靠。

二、各种类型前列腺炎的发生情况

目前国际上将前列腺炎划分了五个分支，分别为急性细菌性前列腺炎（Ⅰ型）、慢性细菌性前列腺炎（Ⅱ型）、炎症性慢性骨盆疼痛综合征（ⅢA型）、非炎症性慢性骨盆疼痛综合征（IDB型）和无症状的炎性前列腺炎（Ⅳ型）。其中第五种的发病率比较低，发病率较高的，分别是慢性细菌性前列腺炎（Ⅱ型）、炎症性慢性骨盆疼痛综合征（ⅢA型）和非炎症性慢性骨盆疼痛综合征（IDB型）。通过对德国1983年的600例前列腺患者进行研究发现，因为非细菌性引起的前列腺疾病比例最高，约占64%，前列腺痛患者约占31%，而因为细菌性引起的前列腺炎患者约占5%。传统的临床学，对于前列腺疾病重视程度不是很高，因为前列腺疾病没有很明显的症状表现，大多数被确诊为前列腺疾病的患者，是因男性不育症检查或者PSA增高等偶然发现。Nickel通过对无明显症状的80位BPH患者进行研究发现，其组织内部均出现组织学炎性反应，而Potts在BPH患者研究中发现，其中患有前列腺炎症的患者占41.8%，同时，通过Carver的研究表明，患有Ⅳ型前列腺炎疾病的患者中有32.2%患有前列腺癌症。

三、前列腺炎的年龄分布

前列腺疾病的发病年龄在各个年龄段都普遍存在，其中以成年男性患者为主，通过对 50 岁以下男性患者就诊原因的分析，其中大多数发病原因是前列腺疾病。在传统的认知中，人们普遍认为，性活动频繁的青壮年是前列腺疾病的高发人群，其中以 25-35 岁居多，但是通过对流行病学的研究发现，36-65 岁的男性前列腺疾病患者比例高于青壮年。国内曾经有学者针对前列腺疾病发病概率做过系统研究，通过对不同年龄段的男性尸体进行检查发现，其中 60-69 岁男性患者发病率最高，约占 36.4%，50-59 岁患者发病率约占 25.4%，而 70 岁以上患者发病率约占 13.8%。在芬兰，前列腺发病率最高的年龄段是 40-49 岁，这个年龄段人群的发病比例是青壮年发病率的 1.7 倍，其中以退休人员的发病率最高，约占 35.6%。同时美国前列腺患者发病率最高的年龄段也是在 50 岁以上，约占总比例的 50%。通过调查发现，已经患有前列腺炎并且治愈的患者，随着年龄的增长，其发病率也会不断升高。综上所述，目前中老年也是前列腺疾病的高发人群。

四、发病的季节性

慢性前列腺炎的发病明显存在季节性。芬兰的调查显示，63% 的前列腺炎患者冬季症状明显加重。

五、与某些疾病的相关性

目前没有相关数据以及实验可以表明，前列腺癌症与前列腺炎有直接关系。但是通过对前列腺癌症患者的一项研究表明，前列腺炎症与前列腺癌症确实有一些联系，即便如此，研究数据的真实性还有待商榷。老年前列腺疾病高发的原因，与老年良性前列腺增生有一定的关系。通过对 BPH 患者术后的组织学检查发现，其中有 84%-98% 的患者曾经感染过炎症，这个比例在既往诊断为前列腺炎的患者中甚至更高。

前列腺疾病中另一个主要的发病原因，是泌尿生殖道的炎性疾病。同时，性传播也是引发前列腺炎症的一个渠道。在慢性前列腺炎患者中，有较高概率会患有精索静脉曲张疾病，概率在50%左右。同时 Pavone 还发现，在前列腺患者中有14.69%的人群，同时患有精索静脉曲张疾病，从解剖学角度来看，精索静脉曲张与痔疮以及前列腺静脉曲张具有一定的相关性，而与输精管切除术则没有明确的相关性。

六、婚姻及家庭生活的影响

和谐有规律的性生活对前列腺功能的正常保持具有重要作用，而性生活无节制者和手淫过频者前列腺炎的发病率较高。芬兰的调查结果显示，离婚或独身男性前列腺炎发病率明显低于已婚男性，可能与其性刺激较少有关。Mehik 等调查显示，43% 的前列腺炎患者有勃起功能障碍（ED），24% 有性欲降低。来自家庭内的精神心理压力也与前列腺炎的发生有相关性。生活质量问卷显示，多数前列腺炎患者的精神和体能受到明显影响。Ku 等发现精神心理问题，尤其是抑郁和体能的虚弱感觉，常出现在前列腺炎样症状的早期阶段，有前列腺炎样症状的年轻人也可以出现精神心理问题。

七、文化教育的影响

某些研究提示，文化教育水平对前列腺炎的发生无明显影响，但公众普遍缺乏前列腺炎及其相关知识。Ku 等对社区参军前体检的 20 岁青年的分析结果表明，前列腺炎发生情况与文化教育程度低下有关。教育程度低下、经济收入微薄和失业等，预示着前列腺炎症状的严重性。很多患者也认为他们在首次就诊或多次就诊过程中，医师并未教给他们有关前列腺炎的足够或必要的知识，也很少得到有关保护前列腺的常识。这也使患者接受治疗和配合随访的程度受到一定影响，是反复发作或治疗效果不佳的主要原因之一。事实上，半数以上的患者希望能够定期得到有关专家的随访检查。造成这种情况的原因与临床医师工作非常繁忙及自身前列腺疾病相关知识的欠缺有关。Moon 等通过邮件对初级保健医师和泌尿科医师进行了大规模的前列腺疾病相关知识问卷调查，发现多数医师对前列腺炎的临床理解与实际情况有巨大差别。所以普及并提高医师，尤其是基层医师的专业知识，并给予患者有关前列腺疾病必要知识的详细讲解是十分重要的。

八、其他因素

目前还不清楚不同国家、种族或社会阶层人群的前列腺炎发病率是否有明显差别。

第二节　病因与发病机制

细菌感染是Ⅰ、Ⅱ型前列腺炎的病因。90%~9&% 为革兰阴性菌，其中 80% 为大肠埃希菌，10%~15% 为变形杆菌、克雷白杆菌、铜绿假单胞菌、沙雷菌属等，5%~10% 为革兰阳性菌，主要为肠球菌，其他如链球菌、表皮葡萄球菌、类白喉菌等，但在细菌性前列腺炎中的致病性还未得出统一结论。绝大多数为单一细菌感染，很少出现两种或以上的混合感染。近年来随着淋菌性尿道炎患者的增多，淋菌性前列腺炎也受到重视。

一般认为感染的途径如下：

1. 上行性尿道感染细菌经尿道上行造成细菌性前列腺炎，如包皮过长、包皮炎、不洁性交、医疗中插管导尿等。淋菌性尿道炎时，细菌经前列腺管进入前列腺体内引起炎症。尿道器械应用时带入细菌上行，致前列腺感染。

2. 排尿后尿道的感染尿液逆流到前列腺管。由于前列腺、后尿道 α- 肾上腺能兴奋性增高，引起前列腺、后尿道、外括约肌、盆底肌肉痉挛，使得酸性尿液经前列腺在尿道开口逆流入前列腺管及腺组织。

3. 直接扩散直肠细菌直接扩散或通过淋巴管蔓延侵入前列腺。

4. 血源性感染常继发于皮肤、扁桃体、龋齿、肠道或呼吸道急性感染，细菌通过血液到达前列腺引起感染。

前列腺内尿液反流（IPUR）在前列腺炎发病机制中占有重要地位。由于尿液反流至前列腺的腺管内可引起"化学性前列腺炎"，它不仅是Ⅲ型前列腺炎的重要致病因素，而且尿液反流时将病原体带入前列腺内，亦是Ⅰ、Ⅱ型前列腺炎的重要感染途径。通过对前列腺结石进行结晶分析，发现结石是尿液成分而非前列腺分泌物，进而推测存在 IPUR。Kirby 等用含碳粒的溶液直接给前列腺炎患者做膀胱灌注，3 日后发现患者的前列腺内均可见大量含有碳粒的巨噬细胞，亦提示存在 IPUR。利用核素显像和尿流动力学研究，发现前列腺炎患者的 IPUR 明显高于正常人，且与尿道高压呈正相关。

后尿道神经肌肉功能障碍是前列腺炎的重要诱发因素。膀胱颈部功能紊乱和（或）骨盆肌群痉挛，使排尿时前列腺部尿道压力增大，易使尿道内的尿液逆流入前列腺，产生 IPUR，从而引起"化学性"前列腺炎和前列腺结石，并使患者易感性增强，感染后也难以治愈。后尿道神经肌肉功能障碍常伴膀胱功能异常，与自主神经功能失调导致 α- 受体兴奋性增高有关，而前列腺局部炎症又可刺激病情加重。在对前列腺炎患者进行心理学调查时发现，患者存在明显的精神心理因素，主要表现为抑郁、恐惧、紧张等。由于精神心理因素的影响，引起全身自主神经功能紊乱，导致或加重后尿道神经肌肉功能失调。

前列腺炎患者前列腺液中常可以出现某些细胞因子水平的变化，例如白细胞介素 1β（IL-1β）、肿瘤坏死因子 α（TNF-α）、白细胞介素 -6（IL-6）、白细胞介素 -8（IL-8）、白细胞介素 -10（IL-10）等，且其表达与症状及治疗反应均有一定的相关性，表明免疫反应参与了慢性前列腺炎的发病机制，并为免疫治疗前列腺炎奠定了基础。

微量元素锌在前列腺炎的发病机制中可能发挥一定作用。20 世纪 60 年代 Stamey 首先发现前列腺液中有一种低分子的抗菌活性物质，将之称为强力抗菌因子（PAF）。后来证实这种强力抗菌因子是一种含锌的化合物，具有直接杀菌和活化提高组织抗菌能力的作用，是局部免疫防御机制的重要因子。Drach 在 20 世纪 70 年代用实验证明正常前列腺液能够杀灭从慢性前列腺炎患者前列腺液中分离出来的细菌。因此，普遍认为锌在慢性前列腺炎的发生和发展中起重要作用。目前许多文献已证实慢性前列腺炎患者的锌含量明显降低。一些临床实践也证实，口服锌剂（锌硒宝）辅助治疗慢性细菌性前列腺炎，不但可缓解其临床症状（包括疼痛或不适症状、排尿症状），改善其生活质量，而且对尿道高压也有一定的缓解作用。

热休克蛋白 70（HSP70）、氧自由基等，可能均在前列腺炎发病过程中发挥一定作用，但具体作用尚未明确。

慢性前列腺炎的发生可能也与遗传易感性有关，并确实存在一些慢性前列腺炎患者与健康男性遗传差异的证据。深入研究慢性前列腺炎的某些遗传特性改变可能发现慢性前列腺炎的易感原因，揭示前列腺炎的某些发病机制，预测前列腺炎的预后，为个体化治疗前列腺炎提供依据，并为寻找某个（些）特异基因表达改变或异常，进行前列腺炎的基因预防与治疗奠定基础。

前列腺的炎性改变，必然伴随着局部解剖结构和功能的改变，或者慢性前列腺炎本身就是局部解剖结构和功能变化的结果。盆底肌肉功能异常以及局部物理损伤、长期充血、尿道狭窄、精阜肥大、前列腺肿瘤、良性前列腺增生、射精管口阻塞、膀胱颈肥大等后尿道解剖结构异常，可以诱发局部细菌感染、盆底神经肌肉紧张、前列腺内尿液反流等不利因素，而这些均是造成局部疼痛和炎性反应的重要因素。

慢性前列腺炎的病因学十分复杂，尽管对其众多的发病机制有了相当程度的认识，但均无突破性进展。目前认为慢性前列腺炎可能是由于前列腺及其周围组织器官、肌肉和神经的原发性或继发性疾病，甚至于在这些疾病已经治愈或彻底根除后，其所造成的损害与病理改变仍然在独立地持续起作用，其病因的中心可能是感染、炎症和异常的盆底神经肌肉活动的共同作用。因此不能片面地强调某一因素的作用，任何单一器官或单一的发病机制都不可能合理解释前列腺炎众多复杂的临床表现，而往往是多种因素通过不同机制共同作用的结果，其中可能有一种或儿种起关键作用。

第三节 临床表现和辅助检查

前列腺炎患者的临床表现具有多样化、多变化和复杂化等特点，虽然这些症状对患者不会产生致命的威胁，但是却往往会对其生活质量产生很大的影响，所以，不能忽视前列腺炎的治疗。有些患者对临床症状不能进行准确的描述，这会误导医生将其症状归为患者精神上的异常，不过通常来说，患者的描述基本上都具有较高的可信度。

一、急性细菌性前列腺炎的临床表现

最新分类的Ⅰ型前列腺炎，也叫急性细菌性前列腺炎，该类患者一旦发病，病症会来得比较急和比较重，其临床表现也比较突出和典型，可以很轻松地进行诊断。若是没有得到及时和彻底的治疗，则可能发展成为前列腺脓肿，后则可能发展成慢性细菌性前列腺炎，该类前列腺炎的临床表现并不突出，且并不多见。

（一）诱因

疲劳、感冒、过度饮酒、性欲过度、会阴损伤及痔内注射药物均能诱发急性细菌性前列腺炎。

（二）症状

1. 全身症状突然发热、寒战、乏力、虚弱、厌食、恶心、呕吐，突然发病时全身症状可掩盖局部症状。

2. 局部症状会阴或耻骨上区重压感，久坐或排便时加重，且向腰部、下腹部、背部、大腿等处放射；患者久坐不安。

3. 尿路症状尿频、尿急、尿道灼痛、尿滴沥和脓性尿道分泌物，膀胱颈水肿可致排尿不畅，尿线变细或中断，严重时有尿潴留。

4. 直肠症状直肠胀满，便急和排便痛，大便时尿道流白。

5. 其他症状可发生性功能异常，出现明显的勃起功能障碍（ED），性交和射精时的剧烈疼痛，并可偶见血精。

（三）并发症

急性前列腺炎容易引起的主要并发症如下：

1. 急性尿潴留急性前列腺炎引起局部充血、肿胀，压迫尿道，以致排尿困难，或导致急性尿潴留。

2. 精囊炎或附睾炎及输精管炎前列腺的急性炎症很容易扩散至精囊，引起急性精囊炎。同时细菌可逆行经淋巴管进入输精管的壁层及外鞘导致附睾炎。

3. 精索淋巴结肿大或有触痛前列腺与精索淋巴在骨盆中有交通支，前列腺急性炎症时波及精索，引起精索淋巴结肿大且伴有触痛。

4. 性功能障碍急性炎症期，前列腺充血、水肿或有小脓肿形成，可有射精痛、疼痛性勃起、性欲减退、性交痛、勃起功能障碍、血精等。

5. 其他急性前列腺炎严重时可伴有肾绞痛。上述症状并非所有病例均存在，有的早期只有发热、- 尿道灼热被误诊为感冒。

6. 体征直肠指诊：前列腺肿胀、触痛明显、发热，整个或部分腺体坚硬不规则。前列腺液有大量白细胞或脓细胞以及含脂肪的巨噬细胞，培养有大量细菌生长。但急性期不应做按摩，以免引起菌血症或脓毒血症。急性细菌性前列腺炎通常伴有不同程度的膀胱炎，做尿培养可了解致病菌及敏感药物。

急性前列腺炎患者具有以上临床症状，且持续 7 至 10 日都没有好转，同时一直高烧不退，白细胞计数和中性粒细胞有显著增加的话，则要疑似已经开始转变为前列腺脓肿了，一般在20至40岁时，容易转化成脓肿，多见于尿潴留和直肠症状等。急性前列腺炎伴有精囊炎、输精管炎和附睾炎等并发症，会出现明显的局部肿痛感。

二、慢性前列腺炎的临床表现

慢性前列腺炎具有多样化的临床表现，一般表现为会阴有疼痛感、下腹部疼痛和排尿不畅等，很多患者会误以为这是其他器官的毛病，因此会结合其他器官的病症进行就医，导致没有对症下药。临床症状在不同的患者身上或者同一患者的不同时期，其表现也会有所不同。所以医生在诊疗时，一定要对患者的病情进行深入、全面的了解，在此基础上进行分析和诊断，特别是针对那些伴有其他疾病的中老年男性患者，对临床症状是否由前列腺炎引起进行诊断的话，更要慎重和仔细。

（一）排尿异常

前列腺炎的典型临床症状，就是排尿出现异常情况，症状包括排尿时出现尿道灼热、疼痛，排尿不畅、出现尿急、尿频和尿不尽的不适感，或者在大小便后有"滴白"、尿量足时，以上症状会有所缓解，而情况严重者，会出现排尿困难、夜尿和尿线无力等症状，甚至出现尿潴留等。慢性前列腺炎的症状，是尿完后出现血尿的情况，这是因为尿道黏膜出现充血水肿，出现肉芽创面损伤导致的；若是出现全程血尿的情况，则要考虑是否有可能是肿瘤或者泌尿结石类疾病。

（二）下腹会阴部与腰骶部隐痛或不适

慢性前列腺炎的另一个主要的临床表现，就是出现极度的疼痛感，这给患者的日常生活带来极大的不利。患有慢性前列腺炎的患者，常常会出现会阴部、下腹部、大腿内侧、睾丸、龟头等前列腺区域的剧痛、酸痛和坠痛等，造成患者情绪焦虑暴躁，痛起来往往痛不欲生，甚至有自杀的意图，这种疼痛的产生原理，是因为骨盆肌肉的痉挛和收缩，引起神经性的反射疼痛。这些部位的剧烈疼痛，要考虑其感染是否已经比较严重了，这种现象的存在，表明前列腺内已经被很多微生物病原体和细菌所感染了，还可能伴有前列腺脓肿。当然，这种疼痛的出现，也许是局部治疗，如从尿道插管进行药物灌注、局部注射或者激光治疗等所造成的一种损伤性刺激。

每个患者的疼痛也各不相同，疼痛伤害主要包括疼痛对体能的伤害、对情感的伤害、对健康的伤害、痛苦程度的不同、对情绪的伤害等方面，这些都将对患者的日常生活和身体、心理健康带来极大的不利影响。

（三）发热及寒战

慢性前列腺炎的临床表现，还偶见发热或者寒战等，这是由于感染了革兰阴性菌导致的，这种症状多发生在老年人或者体质较弱的患者身上。主要具有不规则发热或者低热，且持续时间较长，体温一般在37.5℃至39℃左右。引起患者发热的主要原因，是革兰阴性菌引发的菌血症和毒素血症。还有一些患者，经过按摩治疗后出现发热的症状，这是由于过度摩擦或者挤压，导致前列腺内的革兰阴性菌进入血液造成菌血症的关系。

（四）对性功能和生育的影响

慢性前列腺炎对患者的性功能及生育功能都存在不同程度的影响。

1. 对性功能的影响会导致性功能有所减弱，出现性生活减少、早泄等情况，这是由于前列腺被炎症影响所致。至于是否会引起勃起功能障碍，目前还没有准确的定论，因为慢性前列腺炎从目前的医学角度来看，对阴茎的勃起神经系统没有影响。患者长期得不到有效治疗的话，会在精神和心理上造成重大的伤害，导致患者出现抑郁或者焦躁的心理，有些患者对前列腺炎的认识不够，会造成精神性勃起障碍，精囊炎是前列腺炎的一种并发症，该种症状发生可能会引发血精的现象。

2. 对生育的影响前列腺液是组成精液的主要成分，精子从睾丸和附睾产出后，需要精液的湿润和营养作用后，才能产生和卵子的结合能力，而精液中就包含了前列腺液。慢性前列腺炎的患者其精液常规往往表现为精子活力较低，病死率偏高。前列腺炎患者的不育症发生率明显高于正常人群。

（五）对全身的影响

局部泌尿系统的相关症状、关节炎、心内膜炎、肌炎和变态反应性虹膜炎等，都可能是慢性前列腺炎所引发的。

慢性前列腺炎患者，在精神上也会有很大的变化，比如情绪容易紧张，精神上的压力过大等，长久不治疗的话，可能导致患者出现失眠、多梦、身体无力、焦躁和疑病等现象。这些患者会进而产生极大的疑病心理，总觉得自己这里不舒服，那里也不舒服，甚至千辛万苦地去求证，对医生的话也不太信任。尽管如此，他们又非常急切地想要治好自己的疾病。至于前列腺炎和精神症状上的直接关联，还没有非常明确的认定，精神紧张是否会引起前列腺炎，而前列腺炎又是怎样影响患者精神的关系，需要医学界进行更深入的研究和探索。并非所有的慢性前列腺炎患者，都具有同样的精神症状，这主要是由个体差异所决定的。

大便异常、肛门坠痛等症状，也属于慢性前列腺炎的并发症，主要症状是大便有时干燥，有时腹泻。在出现这种症状的时候，有些患者常常当做消化内科疾病去诊治，长期无法痊愈后，才从前列腺液的检查中查出具体原因。

（六）慢性前列腺炎各个亚型的基本临床特点

1. 型前列腺炎：最新分类的Ⅱ型前列腺炎，也就是慢性细菌性前列腺炎，该病的发病率不是很高，在慢性前列腺炎中只占到百分之五的样子，患有该类病的患者，基本上都曾经发过尿道炎，且是反复发作，或者是泌尿系统感染等疾病，该症状的表现以局部为主，很少出现全身性的症状。慢性细菌性前列腺炎，是由急性细菌性前列腺炎所引发的，不过此病的很多患者，却没有发过急性前列腺炎。

2. 型前列腺炎

（1）ⅢA型前列腺炎：最新分类的ⅢA型前列腺炎，也就是慢性非细菌性前列腺炎，该病发病率占到前列腺炎的百分之六十左右，算是发病率极高的了，且致病因目前还没有确认，它的临床表现和Ⅱ型前列腺炎大体相同，难以区分。且患有该疾病的患者的尿液，或者前列腺液中，无法检测出细菌，不过能检测出其他的病原体。

（2）ⅢB型前列腺炎：最新分类的ⅢB型前列腺炎也就是前列腺痛，也称之为非炎症性慢性骨盆疼痛综合征，该病症并非由于感染所引起的，或者是目前还未找到准确感染因素，且伴有会阴、下腹疼痛和排尿不畅等症状。它的临床表现与其他的前列腺炎一致，不过在前列腺炎中，无法查找出感染和炎症的迹象。

三、Ⅳ型前列腺炎

最新分类特别提出的Ⅳ型前列腺炎，是由美国国家健康机构（NIH）所提出来的，是一种症状非常不明显甚至可以说是没有症状的一种前列腺炎。患者的症状非常隐蔽，较难查出，只有在血清前列腺特异抗原（PSA）水平增高的时候，检测活体以排除前列腺癌的情况下，才有可能被发现。或者是对男性的精液进行检验时才可能被偶然发现。

四、辅助检查

医学界对前列腺炎的确诊，长期以来都是通过细菌培养的方式来进行的，而且对症状出现的原因要进行确认。不过若是我们将全部重心只放在这些技术上或者只针对前列腺来做检测的话，有可能会导致对病患者的检查和确诊不够全面和准确，且无法找出病症原因。所以，对待病症要多角度、多层次地进行确诊，这是非常有必要的，有利于对前列腺炎症状的认识和理解，可以通过对周围组织器官进行了解、对盆底肌肉的功能状态进行了解，以及对各个器官和功能之间的相互关系等进行了解。

（一）实验室检查

对精液、血液、前列腺分泌物如前列腺液、对前列腺进行按摩后所取的尿液等，进行细胞学或者病原体培养后进行检测，是确诊前列腺炎的一种比较科学的手段。很多具有丰富临床经验的医生，在治疗前列腺炎时采用抗生素，所以也有专家认为，检查结果在患者治疗方案上所占的比重并不大，那么大动干戈地进行前列腺炎和尿道炎的区别确诊，其意义是什么呢？其实准确地来说，对病情的确诊，有利于治疗效果的提升，特别是针对特异性病原体感染所导致的前列腺炎。

对前列腺液中的特异性病原体的检测，可以通过聚合酶链反应（PCR）检测来实现，该检测对衣原体、支原体、结核杆菌、淋球菌等一些特异性感染病症有较好的诊断效果，不过因为对

PCR 反应的影响因素比较多，会导致结果显示出假的隐形或者阳性的情况出现，加上细胞培养结果的持续时间要长于患者的阳性结果，所以在临床诊断以及治疗效果的确认上，不宜采用该方法。

1. 前列腺液检查对前列腺炎进行实验室诊断的主要办法，是通过对患者的前列腺按摩液的细胞学检查来完成的，主要检查含氧化应激作用、内毒素浓度检测、EPS 的常规检查以及 EPS 内的微量元素钙、镁、锌的测定等。同时还能通过对前列腺抗菌因子、溶菌酶和前列腺液的比重进行分析来确诊。对慢性前列腺炎亚型进行判断的主要方法，可通过 EPS 白细胞数量来进行区分，不过受炎症定位分析技术的影响，对精液内、EPS 和 VB3 的白细胞数量的分析有较大的波动性，因此 NIH 的前列腺炎的类型，分成了慢性前列腺炎、慢性盆腔疼痛综合症和非炎症亚型，可是对这三者的诊断标准，却暂未进行正确的划分，这对人们的认识会造成混淆，且该问题还无法得到妥善解决。

对前列腺炎进行确诊的一个重要方法，是对前列腺液中的病原微生物进行检测，不过前尿道中，本身就有多种微生物的存在，这对细菌培养的诊断结果的准确性有很大的影响，进行结果分析时，要特别引起注意。"四杯法"实验是分析慢性前列腺炎下尿路炎症比较标准的方法，不过临床实践中运用得比较少，只是检测结果对患者选择治疗方案有较好的参考作用。"二杯法"相对来说较简捷，可大量运用于对细菌和炎症进行检测，特别是在无法获取前列腺液的情况下，使用是更有效的。Nickel 对"二杯法"和"四杯法"的检测结果进行了分析和对比，发现其具有很高的相同性，这为"四杯法"用"二杯法"进行替代提供了较可靠的理论依据。在 CPPS（NIH 分类Ⅲ型前列腺炎）中，细菌感染的作用说法不一，因此很多经验丰富的临床医师对 CPPS 患者的病情诊断，不做常规的细菌培养诊断，主要有如下几个方面的原因。

（1）多数培养结果是阴性或者是假阳性。

（2）无论细菌培养结果是阳性与阴性，都要应用抗生素，抗生素的选择还主要是根据经验选择（药物对推测病原体的抗菌谱和前列腺的药动学）而不是药物敏感试验。

（3）传统的培养方法可能遗漏很多病原体。

2. 尿液检查急性前列腺炎的诊断可取患者尿液后段进行检测，可发现其中脓细胞有大量增长，不过中段的尿液通常为阳性，在血液细菌的培养检测结果会偶尔出现阳性结果，所以临床诊断上运用的不多。

一直到现在来说，从单纯的尿液检查中是否就能准确诊断慢性前列腺炎，不过四杯试验定量检测尿液的细胞成分可以准确查找出炎症细胞来自哪里，对哪个部位被感染有较高的准确性。因此所有专家都统一了意见，对所有患有尿频、尿急、尿痛或血尿（肉眼或镜）应做尿细胞学检查，当然应该包括对 CP/CPPS 患者的检查。

3. 精液检查精液的成分变化，有时候会受到前列腺炎的影响，因此经过精液成分分析来诊断前列腺炎也是有一定的医学根据的，特别是针对很难收集到前列腺液的患者来说，采用检测精液的成分变化来判定，也是一种重要的补充方法，而且同时还能有效检查患者的生育能力。所以，一般情况下，针对以下几种情况的前列腺疑似患者，可以通过精液分析来确诊病情，一种是肛肠有疾病而无法进行前列腺按摩的；第二种是同时患有前列腺炎和男性不育的病人；第三种是不能进行前列腺按摩或者前列腺按摩不成功的患者。

4. 血液检查

（1）血常规检查：对急性前列腺炎患者进行血液细胞学检查可发现白细胞总数增高，尤其是中性粒细胞数量显著增高。慢性前列腺炎患者的血液细胞学检查可无任何异常发现。

（2）血清 PSA 水平测定：前列腺炎可以引起血清 PSA 水平明显升高。对于血清 PSA 水平持续升高而反复活检只有炎症表现的患者，基本可以确定 PSA 水平升高是由炎症引起，从而排除前列腺癌。

5. 免疫反应的检测

（1）C- 反应蛋白：在各种炎症、组织损伤等情况下炎症局部的 C- 反应蛋白（CRP）也可发生沉积，CRP 测定在慢性前列腺炎的诊断、分型、判断疗程等过程中具有一定的参考价值，对疗效判断也有一定的意义。

（2）体液免疫：测量前列腺液中的免疫抑制酸性蛋白（IAP）和抗原特异性 IgA、SIgA 和 IgG、IgM 等免疫球蛋白水平对诊断有帮助，还有助于制订前列腺炎患者的治疗方案和判定细菌性前列腺炎患者对治疗的反应情况。

（3）细胞免疫：前列腺液内细胞因子水平可以作为新的临床指标来诊断、特征化和有效治疗 CPPS 患者，作为传统的前列腺液白细胞计数和微生物分析的重要补充。

6. 前列腺内组织压力测定对前列腺炎进行确诊和分类的话，也可以采取检测前列腺内组织压力来判定，若有着显著的压力提高，则基本可以断定。

7. 尿流动力学检查前列腺炎患者会在尿流动力学上产生一定的异常，包括下尿道阻力加大、膀胱功能改变和逼尿肌 - 括约肌

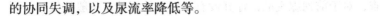

的协同失调，以及尿流率降低等。

(二) 病理诊断

前列腺患者不需要进行切除或者进行组织活检。所以常规性的病理学对其可行性并不大，除非是疑似有其他病症的情况下，比如可能出现局部恶化等问题，才可能会进行前列腺组织的活检病理分析。活化的巨噬细胞和肥大细胞、单核细胞、嗜碱性粒细胞、中性粒细胞、淋巴细胞等，是前列腺炎中常见的炎性细胞。一般会在腺体周围分布着这些炎症细胞，然后在间质组织之间有少量分布。炎症细胞以各种各样的形式进行聚集，其中最常见的为弥散性分布和多灶性分布。

在不同学者的相关研究报道中，由于活检取材方法（细针穿刺与手术切除之组织块）、取材量、部位、取材点数、取材途径（经会阴、经直肠、经尿道）等的不同，造成了结果的巨大差异。Difuccia（2005）建议，在自发性前列腺炎组织中，经直肠穿刺取自前列腺尖部、中部移行带或外周带的前列腺组织炎症常呈多灶性，且分布在腺体和腺体周围，此标本可较好地评价前列腺的炎症。2001 年，由北美慢性前列腺炎协作研究网（CPCRN）和 IPCN 制订的慢性前列腺炎组织学分类系统，是目前最新的和最具权威性的分类方法，但前列腺炎病理改变的诊断标准并不十分明确。

通过研究得知，慢性前列腺炎的病理和复发性尿路感染、活检的细菌培养阳性之间，没有任何的相似性，而且慢性前列腺炎的临床表现也各不相同，所以导致很多专家对组织病理诊断前列腺炎，产生了较多的疑问。除了细菌感染外，其他一些非特异性炎症的变化，也可能引起组织损伤，不同类型的慢性前列腺炎的病理组织学，没有很大差异。所以说，前列腺的病理组织学检查，对于前列腺炎的治疗并没有特别大的用处，一般仅仅对前列腺炎的临床表现进行评价而已，或者仅仅用来诊断如肉芽肿性前列腺炎等一些特殊性的前列腺炎。

（三）影像学诊断

影像学诊断对于前列腺疾病的临床诊断和鉴别诊断是极有帮助的，在正常前列腺和患有不同疾病的前列腺可显示不同的图像特征。主要检查方法包括超声诊断、放射诊断和造影检查。对前列腺疾病进行临床诊断，最有效的办法就是影像学诊断，经直肠前列腺超声扫描（TRUS）检查前列腺是十分常用的技术，主要用于引导局灶性疾病的细针抽吸或活检。尽管 TRUS 还不能作为前列腺炎的决定性诊断依据，但 TRUS 检查可以显示前列腺囊肿、脓肿结石、膀胱颈梗阻、前列腺增生、前列腺癌以及精囊疾病，这些疾病或异常可以误诊为前列腺炎或可以与前列腺炎同时存在，因此 TRUS 可以为临床诊断和鉴别前列腺炎提供间接依据。通常 TRUS 的正常检查结果可以伴有异常的前列腺液检查结果，但是正常的 TRUS 检查结果以及正常的前列腺液有助于前列腺痛的进一步确诊。此外，TRUS 检查还可以发现慢性前列腺炎的少见形式，例如肉芽肿性、嗜酸性以及结核性慢性前列腺炎。

（四）特殊检查

1.尿道探查对于怀疑有尿道狭窄，可能是造成患者频繁排尿异常的主要原因者应进行尿道探查，并可以作为尿道狭窄和慢性前列腺炎的一种治疗措施。但对于存在急性尿道感染或尿道内存在不明原因出血的患者禁止进行尿道探查，以免使感染扩散或加重出血。

2.膀胱镜检查对于前列腺炎合并排尿困难或前列腺炎合并血尿者，应进行膀胱镜检查。

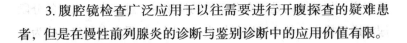

3.腹腔镜检查广泛应用于以往需要进行开腹探查的疑难患者，但是在慢性前列腺炎的诊断与鉴别诊断中的应用价值有限。

第四节　鉴别诊断

前列腺炎是一种非常常见的疾病，发病率很高，临床表现很复杂，并没有非常明显的、具有代表性的临床表现，各类前列腺炎之中，最多见的是慢性前列腺炎。由于前列腺炎的发病原因并不很清楚，所以人们对于该病的认识也只停留在表面，检验方法较少，没有统一的诊断标准，很容易诊断为其他疾病。误诊的发生，是由于很多原因造成的，据统计，因对疾病缺乏了解，思考问题不全面等经验方面的误诊约为1/5，医生询诊不详细造成的误诊占1/4，体检以及手法方面造成的误诊占1/3还多，因没有进一步检查所造成的误诊约为1/10。所以，在对前列腺炎确诊之前，要仔细询问患者病史及症状并记录下来；体检要全面，不可省略必要的辅助检查。在确诊为前列腺炎之前，要将其他症状类似的疾病排除掉，如膀胱肿瘤、原位癌、痉挛、盆底刺激等，都与前列腺炎有类似症状。如果认为患者所患疾病为慢性前列腺炎，一定要使用"四杯法"进一步确诊，辅以直肠检查，中段尿培养和残余尿分析，来排查其他的泌尿外科疾病。如果还不能确诊，则要进一步进行膀胱镜检查、尿细胞学检查以及膀胱活体组织检查等方法，来进行辨别。

一、与泌尿生殖系统其他部位来源感染的鉴别

通过简单的询问，则可以大体判断患者是否感染了性传播

类疾病，如近期内是否有非正常的性接触。进一步对患者的分段尿液进行检查，基本可以得知炎症病因。如果患者所患疾病为急性前列腺炎，那么他的尿道内一定会检测出大量的炎性细胞、细菌、已坏死细胞碎屑，还有一些其他的分泌物，所以，急性前列腺炎很容易和泌尿生殖系统其他炎症混淆，如急性淋病（来源于尿道），膀胱炎、急性肾盂肾炎、输尿管结石（均来自于上尿路）。

如果首段尿液内的炎症最严重，那么炎症来源于前尿道；如果按摩前列腺后尿液中炎症最明显，则可以判定前列腺是炎症来源；如果每段尿液的炎症都比较严重，而且程度类似，炎症有可能来自上尿路，如肾脏、膀胱、输尿管以及肾盂，患者会有腰痛、发烧等身体感觉，尿培养呈阳性，排尿正常，还是需要借助其他检查进一步确诊，如腹腔镜、造影、腹部X线等检查，可以排除一些其他的疾病。

如果患者具有高热、寒战，以及腰痛、尿频、尿急、尿痛等症状；血液检查发现血液中白细胞的数量陡增，尿液检查结果也显示白细胞数量增加，急性细菌性前列腺炎和急性肾盂肾炎的临床都有这些表现，如果医生经验不够，根据这些症状，则很有可能将两种病混淆，要最后确诊，还需要多加辨别，实际上也不难。

（1）因为女性的尿道短，所以细菌很容易进入尿道，以逆行感染的方式到达上尿路，从而引发急性肾盂肾炎，男性的尿道比女性的要长很多，加上前列腺会分泌抗菌物质，男性的尿道基本上是无菌环境，发生逆行感染的可能性很小。因此急性肾盂肾炎在女性中比较多见，男性中基本上见不到。

（2）这两种病腰痛的位置是不一样的，对外界刺激的反应也不一样，急性肾盂肾炎的腰痛一般位于一侧，当敲打或者按压时，痛感剧增。而急性前列腺炎的腰痛不受外界敲打或按压的影响，而且其痛区一般都在腰骶部中央。

（3）检验前列腺液，急性前列腺炎的前列腺液中，脓细胞数量非常多，急性肾盂肾炎患者的尿液基本无变化。

二、细菌性和非细菌性慢性前列腺炎的鉴别

细菌性前列腺炎和非细菌性前列腺炎的症状虽然颇为相似，但在病因、病理、体检、辅助检查方面均有较大的差别，见表1-1。

三、非特异性尿道炎

生殖道感染是男性的非特异性尿道炎（NSU）的最明显的特征，NSU 的其他症状，与 CP/CPPS 也有很多类似的地方。曾经有人对持续出现 NSU 症状的男性做过调查分析，约 1/4 患者的临床特征和慢性前列腺炎的症状是一样的。依靠细胞因子的水平，也无法将二者区分开来，Khadra 团队发现，CP/CPPS 和 NSU 患者的精浆 IL-8 水平都上升很快。

表1-1 细菌性和非细菌性慢性前列腺炎的鉴别诊断

鉴别点	慢性细菌性前列腺炎	慢性非细菌性前列腺炎
病因	细菌通过血行、淋巴或直接蔓延至前列腺	前列腺慢性充血或未知病原体感染
病理	腺泡及周围组织有多核细胞、淋巴细胞及浆细胞浸润，腺叶中有明显的纤维增生，小管为脓液或上皮胞阻塞，精囊有慢性炎症变化	腺泡扩张，有炎症细胞浸润，腺体间组织水肿，精囊腔内白细胞和红细胞无增加
直肠指诊	前列腺大小正常，较小或稍大，硬度增加，有硬结，有压痛	前列腺较正常稍增大，质软，压痛不明显
前列腺液镜检	白细胞明显增加，有时有红细胞增加，卵磷脂小体减少或消失	白细胞增多，卵磷脂小体减少
细菌培养	大多为阳性	阴性

感染性尿道炎的特征是黏膜或尿道排放脓性分泌物，比较容易鉴别诊断。但是还有超过5%但是不到10%的尿道炎患者是无症状的，很多患者没有进行恰当的治疗，甚至有些患者根本没有在意，不进行治疗，最终导致后果严重。其实检查过程还是比较简单的，一般通过简单的尿道口分泌物涂片和首段尿检便可确诊。

确定已经发生尿道感染，但是不确定是否前列腺也被感染，这时做定位培养是无效的，因为尿道与膀胱的感染物，有可能已经污染了整个标本，针对这种现象，Meares在1991年的时候提出，可以采用一种特殊的抗生素来控制尿液中的细菌，这种抗生素很难进入前列腺，之后再进行定位培养，便可将二者区分开来。

四、间质性膀胱炎

有很多患者的慢性非细菌性前列腺炎和前列腺痛患者，他们接受过很多标准的治疗，但是收效甚微，那么他们极有可能还患有间质性膀胱炎等其他疾病。到目前为止，关于间质性膀胱炎的发病原因还不是很明确，推测与患者本身的免疫反应异常有关。间质性膀胱炎患者排尿不畅、下腹疼痛，如尿急、尿频、排尿不尽，在排尿结束时疼痛感加重、血尿、脓尿，甚至全程血尿、会阴部疼痛等，这些症状的临床症状，和慢性前列腺炎很像。

间质性膀胱炎与慢性前列腺炎是可以共存的，它们之间彼此影响，互为因果。尿液中的病原体，随着反流的尿液到达前列腺，病原体还可以随着淋巴系统的循环到达前列腺，使前列腺的病原体感染，从而引发间质性膀胱炎；慢性前列腺炎患者的前列腺处，尿道压力增高，加上患者排尿不正常，前列腺内的病原体会进入膀胱，有可能使膀胱颈部纤维硬化，膀胱逼尿肌功能减弱，增加残余尿的量，这样细菌更容易繁殖，如此一来，感染与炎症治愈的难度系数更大。

确认炎症的来源，采用标准"四杯法"，进行炎性反应的定位检查即可。膀胱尿道镜检测可以看到膀胱内有瘀斑，并且膀胱的容量变小，通过这些信息，便可以确定炎症的严重程度，有没有合并尿道梗阻，膀胱尿道镜检查还可以观察到前列腺、后尿道、精阜和膀胱颈，通过了解这些部位的情况，来进一步对疾病进行确定和诊断。如果造影检查发现膀胱挛缩，而活检发现黏膜与逼尿肌内的肥大细胞高出正常值，基本上可以断定患者患有间质性膀胱炎。当每毫升体积内的肥大细胞数量多于 20 个时，近九成的可能性为间质性膀胱炎。如果无法确诊为间质性膀胱炎，则需要进一步寻找诱因，比如患者是否同时还患有慢性前列腺炎、前列腺增生、泌尿系统结石、尿道狭窄、泌尿系统的器械检查等疾病或者病史。

阿米替林治疗 1 个月有很好的效果，剂量为 25～50mg，每日 1～2 次，饭后服用。水扩张和膀胱灌注二甲亚砜（DMSO）等综合治疗也可以明显或完全缓解症状。同时也应该从日常方面进行辅助治疗，要多喝水、少吃最好不吃辛辣刺激性食物、加强营养、进行物理治疗，如有必要，可以进行短期的抗生素治疗等。

五、表浅性膀胱肿瘤

表浅性膀胱肿瘤如果太大，那么膀胱的体积将会变小，同时三角区有可能受到侵犯，或者被引发感染从而造成尿急、尿频、尿痛，这些症状与慢性前列腺炎很相似，有时根本无法区分。膀胱肿瘤患者，会存在无疼痛肉眼可见的血尿，通过尿液检查癌细胞呈阳性，通过膀胱造影，发现膀胱里存在占位性病变，通过膀胱镜检查，存在绒毛状或者乳头状新生物，用活组织检查可以确诊。

六、前列腺肿瘤

血清 PSA 增高、前列腺增大、前列腺触诊检查的异常改变（结节、变硬、表面粗糙）、超声检查出现异常影像等症状，不仅是前列腺癌临床症状，也是前列腺炎的临床症状，需要进一步检查进行区分。如患有急性前列腺炎的患者痊愈后，其外周带低回声区持续时间很长，借助多普勒彩色超声波检查、PAS、DRE 等检测，可以进一步区分前列腺癌与前列腺炎。

前列腺癌早期是不易察觉的，因为它并无临床症状，所以得不到及时的治疗，有些患者发现得较早，也是因为在常规体检项目的 B 超检查或者血液检查中，发现前列腺异化或者 PSA 超出正常范围很多才被确诊。当前列腺癌晚期时，会出现尿痛、尿频以及排尿困难的情况，前列腺炎的临床症状也是这些，所以，有很多前列腺癌被当做前列腺炎来诊治。前列腺癌患者往往都是身体消瘦、全身无力；采用直肠指诊的方法来检查前列腺，其内部有肿块，而且肿块较硬，表面凹凸不平；血清酸性磷酸酶指数升高，并且抗生素对其无效；采集前列腺液做涂片检测有癌细胞存在；穿刺（会阴部、直肠）检查也可以发现癌细胞；B 超检查发现腺体变大、边界回声不整齐或者不完整、内部光点疏密不均、在癌肿位置可以发现亮点或者光团。

七、前列腺结石

前列腺患者一般有如下临床症状：会阴部和腰骶部疼痛、性功能异常等。直肠指诊检查就能够发现前列腺有结石的颗粒摩擦感，通过骨盆 X 光照射检查，可以发现在耻骨联合区域一侧，会存在阳性结石阴影，通过直肠超声即 TRUS 检查，会在前列腺结石位置找到强光带，会有清晰的影像。

八、前列腺增生

BPH 和前列腺炎都是常见的男性病，有些患者存在排尿困难，就有可能同时患有 BPH 和前列腺炎两种疾病。从理论上来说，BPH 会引起反流尿液、下尿路梗阻、并发泌尿系统的结石、降低尿道黏膜抵抗力等症状，这些都容易引发前列腺炎，在国内外，相关的报道研究还是非常的少。

近50年来，由于生活条件的提高，膳食结构调整，饮食大多高脂肪和高蛋白，也导致中国的 BPH 发病率不断增长。大多数的情况是 BPH 和前列腺炎在临床上往往无法判断清楚，两者诊断也没有一个很好的"金标准"，很多医生是根据患者年龄进行诊断，小于50岁男性，基本不考虑诊断 BPH；大于50岁男性，如有一些前列腺炎症状，也不会认定为前列腺炎，而是诊断为 BPH，但会考虑两者同时存在的可能性。美国国立卫生研究院（即 NIH）订立了慢性前列腺炎症状指数（即 NIH-CPSI），我们可以根据指数来初步判断慢性前列腺炎的情况。BPH 会有比较严重的排尿困难，但不会有特别的疼痛感，在临床诊疗时，发现 BPH 合并前列腺炎的病患，有可能是膀胱炎导致的排尿刺激状况，是 BPH 引起的泌尿系统感染，诊断时要仔细区分。急性前列腺炎和 BPH 合并，会引起血清 PSA 升高，该情况在有效治疗后，会恢复到正常值，明确诊断还可以用特殊仪器，以及在实验室检查来完成。

九、输尿管结石

部分前列腺炎患者会存在肾绞痛或者下腹疼痛的情况，这个与输尿管结石的症状非常类似，现代医学可以用简易的直肠指诊，就能发现异常的前列腺，前列腺炎还可以通过前列腺液的常规检查来诊断，通过腹部 X 线检查是无法找到结石存在的特异性阴影的。

十、髂腹下和髂腹股沟神经功能紊乱

下胸部受到神经损伤之后，会有下腹部的疼痛，比如髂腹股沟、髂腹下的神经受损。病患一般会有比较明确的病史，比如做过下腹部手术以及其他的损伤。造成疼痛的原因并不清晰，有些会跟术后切口对髂腹股沟神经和髂腹下造成最直接的神经受损、组织萎缩、受到拉升有关；有些与盆腔受到粘连或者某个特定器官产生病理改变有关；腹腔镜手术能够降低传统手术带来的下腹疼痛，但由于该手术是在神经分布特别敏感的地区或者直接在神经上面放置腹腔镜，会导致腹部神经的病理改变。如果疼痛感特别明显，那是由于神经纤维改变和创伤导致的损伤之间存在差异。如确定存在神经的病理改变，可以采用常规的神经阻断治疗，观察症状是否会改善。如治疗失败，还可以采用冷冻治疗方法破坏难以治疗的神经损伤。

十一、慢性附睾炎

急性附睾炎的终末期，会引发慢性附睾炎，慢性附睾炎也有会阴和下腹部疼痛等情况。部分医生主观认定，这就是慢性前列腺炎所导致，当作是常见病来诊断，并暂时性缓解症状，却不去

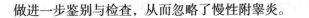

做进一步鉴别与检查，从而忽略了慢性附睾炎。

十二、精囊囊肿

精囊产生的良性病变，称为精囊囊肿，病患常常表现为血尿、排尿不畅、血精，严重会出现肛周、下腹疼痛不适等，由于医生不愿给病患做肛诊检查，导致经常被误诊成精囊炎或者前列腺炎。精囊囊肿病患在做直肠指检时，会有无压痛肿胀存在于前列腺部位，可以触及精囊，通过 CT 或者 B 超检查能够确诊。

十三、尿道狭窄

尿道狭窄病患容易发生排尿异常。该病症会造成误诊，有些病患有性病史却对医生隐瞒，医生也没有做相应的辅助检查，主观认定患者排尿异常造成的原因，是后尿道功能性狭窄。若怀疑是尿道狭窄，需要询问其非淋菌性或者淋菌性尿道炎的详细情况，通过尿道造影可明确诊断，做尿道扩张术就能治疗病症。值得注意的是，由于性传播疾病不断增加，尿道炎引起尿道狭窄的情况越来越多。

十四、尿道憩室合并结石

尿道憩室与结石合并的患者，会发生阴部疼痛不适。检查不够仔细、全面，没有对尿道进行检查是导致误诊的主要原因。在做身体检查时，能在尿道膜部摸到一个质硬肿块，进行尿道造影或者尿道 X 光检查能确诊，通过手术可以治愈。

十五、精索静脉曲张

精索静脉曲张会引起阴囊疼痛与坠胀。精索静脉曲张导致的严重后果有时与临床症状不成比例，忽视轻、中度精索静脉曲张是引起误诊最重要的因素。精索静脉曲张一般在患侧出现坠胀不适，进行性会加重，早上起来症状最轻或者没有任何症状，简单通过触诊即可明确症状，也可以用多普勒超声来配合诊断。通过对精索内静脉进行高位结扎，能够治疗患者病症。

十六、阴茎纤维性海绵体炎

阴茎纤维性海绵体炎会导致尿道和龟头疼痛，容易导致误诊。如果患者在阴茎勃起时，会产生阴茎弯曲和龟头疼痛，可以考虑是本病导致的。体检时可以触碰到阴茎海绵体内的肿块，按压会有疼痛感，勃起时肉眼可见，通过海绵体造影和 B 超检查能够确诊。使用药物、手术、对病灶局部进行封闭注射等，皆可取得不错效果。

十七、内收肌肌腱炎

内收肌肌腱炎是内收肌受到急性损伤导致，内收肌位于大腿前直接依附在耻骨结节上，该病常见于长跑运动员和马拉松运动员。一般患者认为是弥散性疼痛以及牵连到骨盆周围，会被误诊为 CCPS。用手指检查内收肌内侧边缘一直到耻骨结节部位，按压会出现强烈疼痛，痛点刚好位于附着点。进行局部位置麻醉封闭注射，能在短时间内完全解除疼痛，需要彻底解除疼痛的话，还要多次重复治疗。有些学者认为，如果非手术治疗对患者无效，可以通过手术切断肌肉对耻骨的附着。

十八、阴部综合征与梨状肌综合征

在对前列腺肛诊进行触诊时，通过细小的坐骨孔进入位于阴部管的骶棘韧带还有肌肉下，阴部神经会感觉到明显疼痛，部分学者称之为是阴部综合征，是造成下腹部疼痛的原因之一，具体产生原因不明，按摩骶棘韧带可以缓解疼痛。触诊时不需要太用力，轻轻触摸即可，防止假阳性反应。还有一个类似的表象是梨状肌综合征，其紧邻骶棘韧带，也能对坐骨神经产生影响，患者可以对梨状肌进行锻炼获得缓解。难治性病例通过采用可的松这种激素类药物进行局部封闭，还可以通过手术，直接切断韧带对坐骨棘处上的附着。

十九、神经官能症

由于缺乏健康的性知识教育，部分神经官能症病患（特别是未婚青年）太过于重视自己不卫生的性生活历史，担心自己因此而感染慢性前列腺炎，把前列腺炎当作是性传播疾病，导致内心非常紧张压抑，四处求医来治疗前列腺炎，往往很难有显著效果。若就诊医生考虑不全，只从患者描述进行判断，而不去做前列腺炎相应的检查和随诊观察，给患者开的抗生素是升级换代的，同样会给患者精神层面造成严重的负担，导致误诊误治，这种情况在基层医院更多。

第五节　护理

一、疼痛护理

对疼痛的护理可以从以下几个方面来进行。

1.当感到疼痛时，可以对穴位进行按摩，分别是肾俞、膀胱俞、阴陵泉、足三里等穴，按摩时间一般为 $15\sim20\min$。

2. 可以对耳穴进行埋籽，其中主穴包含肾、输尿管、交感等，配穴包含肺、膀胱、皮质下、神门。

3. 要特意对局部实施保暖措施，但切记不要使用高温度的热水袋。要避免受寒。

4. 疼痛发作时患者会感到异常烦躁，要及时转移患者的注意力，一般可以采用精神疗法，例如做深呼吸、多听舒缓的音乐、多做运动等，这样可以适当减轻患者的疼痛感。

二、排尿异常护理

当排尿出现异常的现象时，要进行正确的护理，可以从以下几个方面来进行。

1. 要让患者多喝水，每天的喝水量不要少于1500mL，这样才能达到清热利湿的效果。

2. 要严格按照医嘱咐护理，及时把尿标本送到医院检验，对血常规的检验一定要及时、定期地进行。

3. 一定要注重保持个人的清洁，注意个人卫生，要经常对外阴进行清洗。内衣裤也要经常换。

4. 对于出现尿失禁现象的患者，要特别注意帮助患者进行针对训练，例如指导其做收缩肛门的动作，每天要做到50~100次。

三、饮食护理

饮食对健康非常重要，在日常生活中要特别注意，一般食用清淡的，容易消化并且营养丰富的食物，可以多吃蔬菜、水果。切记，不要食用煎炸、辛辣、肥甘的食物，也要戒烟戒酒。在西方医学中，锌对前列腺有非常重要的影响，因此要选取含锌丰富

的食物作为患者的食物。

1.主食，选择的主食最好有利尿功效，比如粳米、小米、面粉，豆类食物也是首选，比如赤小豆、绿豆、黑豆等。

2.蔬菜，对蔬菜的选择和主食一样，也是要有利尿的功效，南瓜、黄瓜、白菜、海带、西葫芦、萝卜、苦瓜这些蔬菜都是很好的选择。菜心和茄子具有散血消肿、清热解毒的功效，可以多多食用。

3.水果，通常水果都富含丰富的营养物质，可以多加食用。

4.肉蛋奶，瘦肉、白鸭肉、鸡肉、鸡蛋、黄鱼、鲤鱼、青鱼、鲈鱼等都是具有利尿功效的肉质食物，因此可以建议患者多吃。特别是鸡肉，对患者的身体健康有很大的养护作用。蚝、牡蛎含有丰富的锌，也是患者首选食物。

5.其他，对其他食物的选取也是一样的，都是选择富含锌元素的食物，比如核桃、松子、葵花子、南瓜子等。

6.黑米、核桃、黑木耳等都含有丰富的黑色素，可以建议多吃。鸡蛋、桑葚、骨髓等对补肾都有绝佳的功效，患者一定要多吃。

四、使用中药护理

1.口服中药时，应与西药间隔30min。

2.中药注射剂应单独使用，与西药注射剂合用时须前后用生理盐水做间隔液。

3.中药坐浴时，注意观察水温及局部皮肤情况，防止烫伤。

五、心理护理

前列腺患者会因为患病而感到不好意思，从而隐瞒病情，经常会害羞不爱交流，在长时间的患病阶段，常常会压抑消极，焦躁多虑。所以在护理的过程当中，护士要特别注意在心理方面对患者进行疏导。①要和患者保持一个良好的关系。凡事从患者的角度出发，明白患者的心理，对患者要有强大的责任心和同情心。不要随意向他人透露患者的隐私，要做好保密工作。②要对患者进行正确的疏导，正确告知前列腺炎是可以被治愈的，要给予其强大的信心，耐心治疗的决心、努力克服生活中的不良习惯，积极的参与治疗。③让患者明白，前列腺炎并不全是由性病引发的，也不一定会对性功能造成影响。④积极调整患者的心理状态，努力让其将注意力集中到一些积极健康的社会活动中去，进行少量的运动，保证身体舒适度，养成一个进行长期训练的运动习惯，从而使精神得到放松。

六、出院指导

1. 告知患者要调畅情志，轻松工作、学习、生活，尽可能远离应激状态，使自己处在和谐环境中，消除压力。

2. 不饮酒、不吸烟、不饮浓茶及浓咖啡，忌食辛辣之品，并注意总结可能引起症状加重的食品，不再服食。

3. 不宜久坐，不宜长途骑车、骑马、驾车，并防止局部受寒。

4. 按时作息，劳逸结合，节制性生活，保持旺盛的精力。

5. 加强体育锻炼，坚持每日 30min 以上的体育活动，不仅有利于慢性前列腺炎的康复，对整个身体健康也十分有利。

6. 不可憋尿，憋尿会造成膀胱过度充盈，排尿发生困难。

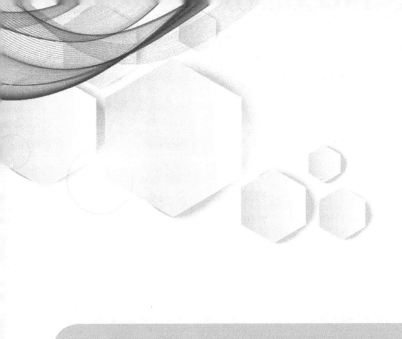

第二章　良性前列腺增生症

第二章　自体性痔疮免疫法

第一节 概念

前列腺增生，是通过尸检或者是通过术后病理学检查，发现的前列腺上皮及间质细胞增生，在这时，前列腺体积可以处于正常的范围，可以同时存在前列腺有关的其他病症，也可以没有临床的病症。良性的前列腺增生 BPH，也叫做前列腺增生，现已经作为一种常见病存在于我国的老年男性当中。在临床工作当中，分为下尿路症状（LUTS）、前列腺增大（BPE）和膀胱出口梗阻（BOO）三种表现形式，它们的共同特点是排尿困难，并且它们之间没有明确的关联性，它们是可以同一时间共存的，但是在很多临床工作当中发现，很多前列腺增生的患者，其体内并不是在同一时刻存有三种病症的，它们具有其中一个或者是两个病症。这三种病症，也可以是由其他的泌尿系统疾病引起。在最近几年，有这样一个概念，在老年人群当中，由前列腺增生所引起的下尿路梗阻被称为良性前列腺梗阻（BPO），但至今这个概念还没有被完全接受。

第二节 良性前列腺增生症流行病学和病因机制

一、自然病史

自然病史系疾病未经任何治疗的自然发展过程。我们在指导患者关于警惕性等待与治疗相比的风险和益处时是必须考虑自然病史的，并且对疾病的预后及治疗效果的评价都有赖于对自然病程的了解。

具有远见性的研究方法，才是前列腺增生自然病史最完美的方法，这样可以免除出现回顾性调查中的倾向性。研究内容应该涉及到出口部梗阻程度、下尿路症状、膀胱尿路感染、尿潴留及肾功能改变、膀胱功能等，在研究过程当中，也要考虑到针对年龄阶段不同、疾病严重度不同来进行不同的研究，这一点在研究报告中还未被提及。

男性在不同的年龄阶段，其前列腺增重的时间不同，前列腺增重时间是随着年龄的增大而变长，在 31~50 岁，增重时间为4.5 年，51~70 岁为 10 年，70 岁之上是 100 年。从这一点可以得出结论，老年人前列腺增生是一个生理性衰老的过程。

在临床研究中，涉及前列腺体积变化和年龄之间联系的内容，在报道中并不多见。Wstsnsbe（1986）选取了 4885 名日本男性进行研究，再用直肠 B 超对其前列腺体积进行检测，特别对其中的 16 人进行跟踪研究 7 年，并没有前列腺体积缩小的现象产生。

在美国 OC 社区，选取了 1640 位男性进行研究调查，结果是有 904 人，其 IPSS < 8 分，在跟踪研究到 42 个月时，有 196人其 IPSS 增加到了 7 分以上，42 人 IPSS 降低到了 7 分以下。有调查研究指出，前列腺增生的患者，他们之前 Q_{max} < 15ml/s 的人，在经过了 1 年跟踪访问之后发现，有 36% 反而上升，超过15ml/S。

一般情况下，前列腺增生症的症状是慢速发展的，在前列腺体积不变的时候，其变化却很大，有些患者在长时间观察下会发现，症状可以处于稳定的或者可以适当减轻的状态。Cmigen

（1969）做过一个研究，以123名男性为研究对象，他们都没有前列腺癌、尿路感染或尿潴留，在长达5年的时间里，对其进行自然病史的远见性的研究，发现大约有一半的患者病情得到了改善。Birkhoff等（1976）选取了1951～1970年中的156个典型的前列腺患者中的26人展开了分析，对症状评分、肾功能、尿流率、前列腺体积等多项进行研究，结果发现，在3年的时间里，大约有一半患者其病症趋于平稳或者是得到了很大的改善。Ball等（1981）对107名患有前列腺梗阻的男性进行分析，结果得出，在长达5年的时间里，有10例（9%）是依靠手术，在其中的97例中，有16例是病情趋于严重的状态，31例得到了改善，50例患者病情没有发生改变。

患者之所以选择进行手术，最大的原因是前列腺病症会对生活产生很大的影响。Craigen（1969）的研究成果可以作为这个结论的依据，其在5年的时间内对123名患者进行随访，发现48%患者的病症有所加剧，然而手术率同样也为48%。BirkhoH认为，在50岁以上的患者人群中，在后续生活中需要进行手术的概率，达到了20%～25%。据了解，在美国，年龄阶段处于80岁以上的男性中，有三分之一的人需要进行前列腺增生的手术。Arright（1990）认为，最终接受前列腺增生手术的人当中，大约每10名男性中就有2名。

总的来说，前列腺增生是会发生变化的，随着年龄增长会出现不同情况，有的长期不会发生改变，有的病症会减轻，其中对需要进行尿道切除的患者进行长达3年的跟踪，发现3年后再次进行检测，有29%的患者不再需要接受手术的治疗，有25%～50%病情趋于严重。在20世纪80年代早期，吴阶平就特意做了说明，声明著作在涉及前列腺增生的问题时，要标注前列腺增生的患者，并不一定有接受手术的必要，也不是越早接受手术越好。以上就是对前列腺增生自然病史进行的总结和说明。

二、发病的危险因素

前列腺增生其诱病因素主要与年龄、有功能睾丸的存在有关。

从现有的材料中可以得知，种族之间的差异，不是前列腺增生发病的因素，除了日本人，其发病率确实比较低。由于以往的研究方式有问题，有一个错误的认知，都认为犹太人和黑人其发病率较高。

食物中含有丰富的营养物质，对抵制前列腺增生发病率可能有重要的作用，其中蔬菜、水果、稻麦经过消化之后，会分解一些分子，比如 isoflavins、lignans 等，会产生一些雌激素的效用。氧化剂、、酪蛋白磷酸酶抑制剂 5α- 还原酶抑制剂、芳香化酶抑制剂在绿茶中含量极高，对前列腺增生会有抑制的效用。在美国，对其中的日本移民进行调查研究，发现在数代的繁衍后，其发病情况基本上等同于美国人，这就很可能说明，发病率与环境以及食物有关联。

对北京城市和乡村居民进行调查研究，发现两者之间前列腺增生发病率存在差异。对鱼、肉、蛋的食用量进行了研究分析，发现城市居民的食用量要高于乡村居民，这是影响前列腺增生发病率的重要因素。

前列腺增生和吸烟之间的关系有不同的说法。在 2000 例的社区研究调查中，有这样一个现象，吸烟中度者，其症状要高于不吸烟者，重度者和不吸烟者其发病率基本持平。OSeitter 等（1992）用了 12 年的时间，对 929 名男性进行调查，结果发现，需进行手术的前列腺增生的患者和是否吸烟是没有联系的。虽然曾经有研究显示，认为存在于香烟中的尼古丁，可以提高人体内的血清睾酮和狗的前列腺双氢酮水平，但是，前列腺增生病发似乎并没有受到吸烟的影响，并且发现，和不吸烟者相比较，吸烟者手术切除的前列腺体积更小。对北京城乡居民的吸烟量进行调查，乡村居民大约是（4.88±3.03）包／周，城镇居民大约为（2.54±3.37）包／周，其吸烟量有很大的差异。这个研究结果显示，城镇居民前列腺增生发病率较高，其诱导因素可能和吸烟量有一定的关联。

饮酒量过多，会使前列腺增生发生的几率变低，那是因为可以使血清睾酮含量降低，使雌激素的含量增多。饮酒过多会导致肝硬化，肝硬化的患者其前列腺增生的发生率比较低。对血清睾酮和雌激素水平的影响，肝功能不良和乙醇效果大致相同，所以这种类型的病患，其前列腺增生发病几率约等于肝功能不良与乙醇效果的叠加。

对身体质量进行研究发现，其与前列腺增生发病率有非常复杂的联系。身体质量指数高的人体现为肥胖，在肥胖者血液中，其雌激素含量比较高，消瘦者血液中睾酮含量比较高。我们发现肥胖者，其前列腺体积相对较大，但是患有前列腺增生病症的肥胖者，必须接受手术的人数与正常体质的人数相比，基本是等同的，甚至后者比正常体质的人数更少。

前列腺增生症也许和遗传有关联，具有家族倾向性。对同卵双生者和异卵双生者进行比较发现，同卵双生者发病率更高。以60岁为分水岭，60岁以内需要进行手术的患者中，大概有50%的患者患病也许和家庭有关，60岁以上的只有9%也许与家庭有关联。对家族性前列腺增生病症和散发性的前列腺增生病症进行比较发现，前者前列腺体积更大，症状也更加严重，但是二者当中，其血浆中含有的雄激素水平及对 5α - 还原酶抑制剂治疗的效用却没有太大的差别。经研究得出，DNA 突变可能诱发家族性前列腺增生病症，那是因为在 DNA 中，其中低甲基化或核基质蛋白，处于非正常状态，但到底是哪种基因引起的，目前还没能明确。

另外，和 BPH 临床进程有相关性的，也许还有前列腺移行带体积、移行带指数以及长期高血压。还有一些其他的因素也被认为可能会诱发病症，比如糖尿病、低身体质量指数、pH > 6、性活动强度、文化教育程度以及其他有泌尿系感染史，但是关于这点，目前仍有争议。

从调查研究中得知，年龄、前列腺体积以及 PSA，在多种可以预测 BPH 临床进展的元素当中，获得了大多数的支持。随着对影响 BPH 临床进展的指标进行完善的脚步加快，我们极有可能选择出带有临床进展风险的 BPH 病患，可以对其展开临床干预。

三、病因与发病机制

老年男性常患的下尿路症状，主要是由于良性前列腺增生症所导致的。过去人们认为，有两大因素会导致前列腺增生：一是年龄的不断增长；二是有功能的睾丸。主要依据在于。

1. 青春期前去势者不发生 BPH。

2. BPH 患者去势后增生腺体缩小。

3. 实验动物给予某些性激素可复制 BPH。近些年来，人们对于前列腺增生症的研究在不断深入，它的发病机理也逐渐被厘清，一些引发前列腺增生症的其他因素也开始被人们所认识，比

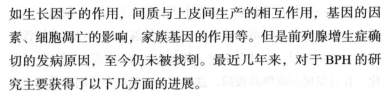

如生长因子的作用，间质与上皮间生产的相互作用，基因的因素、细胞凋亡的影响，家族基因的作用等。但是前列腺增生症确切的发病原因，至今仍未被找到。最近几年来，对于 BPH 的研究主要获得了以下几方面的进展。

(一) 年龄与发病的关系

50 岁以上的男性，多发良性前列腺增生症。随着年龄的增长，男性的前列腺也会随之增大。青春期之后，前列腺会有一个较快的增长期，增长速度大约为 1.6 克 / 年。男性在 30 岁 -70 岁之间，前列腺的生长速度会放缓，增长速度大约为 0.4 克 / 年。一般成年人前列腺的重量大约为 20 克。男性最早在 25-30 岁时，就有可能发生前列腺的增生症，但是要从组织学的角度来看，至少在 30 岁 -40 岁之间，才会出现前列腺的结节。前期有前列腺结节出现后，会有较长的一个时期才会出现前列腺增生的临床症状。如果从组织学的角度进行分析，伴随着年龄的增长，人体前列腺的基质开始不断增多，而上皮组织却会呈现逐渐减少的趋势，实际上基质直接影响着前列腺增生症的发病，这些组织结构会因年龄的不断增长而发生变化，它们最有可能形成前列腺的增生。如果从解剖学的角度看来，尿道自前列腺穿过，在精液或尿液中可能会有某种生长因子的存在，有些生长因子，会从尿道壁穿过，在前列腺的局部产生刺激，加快细胞的生长速度，导致尿道附近的前列腺出现增生。在年龄逐渐增加的过程中，因为会长期受到生长因子的刺激，前列腺出现局部增生，上皮组织与前列腺基质相互间不断产生作用，最终引发前列腺增生症。

近年来在 BPH 的病因学上，Isaacs 和 Coffey（1987）提出干细胞学说受到重视。在该学说的创立者看来，BPH 应该被视作是与"干细胞"有关的病症。干细胞如果处于正常的前列腺中时，它会保持一种静止的状态，也基本不会发生分裂，干细胞一旦分裂，它就会成为短暂增生的细胞，并且能够合成 FNA，当短暂增生细胞成熟以后，它就会变成一种具备分泌功能的细胞，经过分化，并且发展到成熟阶段后，这些增生细胞的存活期非常短，很快就会接近死亡，因此前列腺中的细胞，要保持一定的量。研究者认为，正是因为细胞的产生与死亡出现了失衡，才导致了 BPH 的发生。但通过动物的实验可以发现，在已经存在增生的前列腺当中，DNA 合成的速度并没有发生变化，也未增加，而这里的 DNA 反映的是细胞复制的实际速度，这恰好说明细胞复制的速度加快并不是造成 BPH 的直接原因，而是因为细胞死亡速度变慢所造成的结果。随着人体的老化，细胞的分化难以完成，最终会导致其死亡，使得前列腺细胞的病死率出现了下降。这一理论会通过以下现象得到支持：随着人体年龄的不断增长，上皮细胞的分泌物会不断减少，这也标志着具有分泌功能的分化细胞出现了减少的趋势。经研究发现，有细胞衰老的标志物 ---SA-β 胶，一旦前列腺出现增生，它的表达就会增多，这说明 SA-β 胶作为一种"衰老细胞"促进了前列腺的增大。

人们对前列腺上皮内瘤（PIN）"同癌症发病之间的关系进行了研究，根据研究结果显示，造成前列腺增生、发育以及癌变的干细胞，有可能是基质中的基底细胞，虽然这一结论还有待论证，但是实验结果显示，这些细胞具有与前驱新生物增生转变的作用。而且这些细胞还能进一步分化，最终成为分泌细胞。

人们还确定了一个研究的方向，那就是激素对干细胞所产生的作用。激素对干细胞的作用，不仅体现在衰老期，而且在新生儿期或胚胎期的干细胞数量，都可能受到激素的影响。在对动物模型开展的实验中，动物初生阶段前列腺组织受到雄激素的影响，决定着随后激素对前列腺的影响，但是前列腺细胞会因雄激素与雌激素的共同作用而减少死亡率。

1. 对于男性来说，雄激素（T）和双氢睾酮（DHT）是非常重要的雄激素，在靶器官中，睾酮会转化成为 DHT 及其他睾酮类似物，它们有着更强的生理活性，通过肝脏代谢灭活，并最终从肾脏排出体外。在胚胎发育期，睾酮能够对男性的分化起到非常重要的作用，在青春期对男性第二性征的出现起到促进作用，到了成年期，它的作用是形成精子，令男性保持正常的性功能。DHT 的作用则体现于：在胚胎期对男性外阴以及泌尿生殖窦的分化起到促进作用，在青春期对促进副性腺器官的发育起到促进作用。1972 年，有研究者通过放免法测量发现，与正常腺体相比，增生的前列腺腺体内 DHT 的含量要高出 2-3 倍。在同一个腺体内，通常尿道周围的腺体中 DHT 要比其他区域的含量高，在此基础上，研究者提出了双氢睾酮学说，在他们看来，正是因为有了腺体中双氢睾酮的聚集，才引发了前列腺增生症的出现。

对于前列腺来说，它的腺体结构、生长进程以及功能的完整性，都会受到雄激素的重要影响。如果体内缺乏雄激素，可能会导致前列腺发育不全，出现萎缩，功能出现减退等情况，给予外源性的雄激素之后，前列腺会重新恢复生长。前列腺自始至终都会对雄激素具有反应的能力。性成熟之后，阴茎中雄激素的受体表达水平会变得非常低，所以，虽然人体内雄激素水平处于较高水平，但是对于成人的阴茎来说，它对于雄激素依赖生长的能力已经丧失。对于前列腺来说，它的正常发育以及分泌过程中，雄激素都会发挥重要的作用，但是目前尚未发现老年人的前列腺中 DHT/T 具有促进有丝分裂的实际作用，对于体外培养的前列腺细胞来说，上述两种雄激素并不能对其发挥促进细胞有丝分裂的作用。在针对大鼠开展的基因差异显示实验也无法证明 DHT/T 能够促进有丝分裂。只有前列腺基质细胞与上皮细胞同时进行培养，雄激素通过对各种生长因子的控制，才能对上皮细胞的生长产生促进作用。所以，在前列腺中，DTH/T 只能通过旁分泌和自分泌的方式才能发挥其间接性的作用。

在生精上皮、脑以及骨骼肌中，睾酮能够对雄激素依赖的病理及生理进程产生刺激作用。但是在前列腺中，只有在细胞膜上的 5α- 还原酶转化为 DHT 后，睾酮才能发挥自身的生物效应。与睾酮相比，DHT 对细胞生长的促进作用更加明显，有大约 90% 的雄激素会以 DHT 的形式存在于前列腺组织之中，只有 10% 的雄激素来自于肾上腺，在 BPH 病发过程中，这部分雄激素起到的作用微乎其微。睾酮、DHF 与雄激素受体 (AR) 在细胞中结合在一起，因为 DHF 和 AR 的亲和力更高，所以与睾酮相比，DHF 所发挥的作用更加明显。同时，与 T-AR 复合物相比，DHT-AR 复合物有着更突出的稳定性。DHT-AR 复合物一旦形成，特异性的 DNA 结合位点上，就会有复合物发挥作用，会增加蛋白质和合成量，复制出更多的雄激素依赖性基因，并且促使其转录和激活。如果对雄激素做出撤除处理，那么就会导致雄激素敏感组织的蛋白质的合成量明显减少，撤除雄激素后，雄激素的一些特定基因就会出现失活现象，并且另一些特定基因会被激活。前列腺基质在受到雄激素的作用后，不仅会产生局部的激发作用，而且还对生长因子产生刺激，加快其产生，生长因子可以对上皮细胞产生影响，从而导致前列腺上皮细胞出现增生。

在睾酮转化为双氢睾酮的过程中，5α- 还原酶起关键作用。5α- 还原酶是一种微粒体蛋白质，由于基因编码的不同，体内存在两种 5α- 还原酶的同工酶：5α- 还原酶 I 型和 5α- 还原酶 II

型，两型 5α - 还原酶有 50% 的氨基酸相同。5α - 还原酶 I 型存在于皮肤和肝脏，在 5α - 还原酶缺乏综合征时仍正常表达，对非那雄胺的抑制作用不敏感。5α - 还原酶 II 型是分子量为 23000 的蛋白，存在于前列腺、精囊、附睾及肝脏，对非那雄胺的抑制作用敏感。如 II 型 5α - 还原酶基因突变，将导致 5α - 还原酶缺陷综合征，即出现男性假两性畸形及前列腺不发育。许多研究表明，BPH 患者 5α - 还原酶 II 型过度表达。目前认为，5α - 还原酶 II 型对前列腺的正常发育和老龄化增生均有重要作用。

通过开展免疫组化的研究可以发现，前列腺间质细胞核膜是 5α - 还原酶 II 型的主要定位之处，同时也会表达于一部分基底细胞中，但它并不存在于腺上皮细胞中。在前列腺癌和 BPH 中均未见还原酶 I 型的表达。若前列腺出现增生，那么 5α - 还原酶在增生结节处的表达要明显高于其它临近组织，有研究者认为，这是因为能够分泌 5α - 还原酶 II 型的细胞同神经内分泌细胞的密度不同引起的，使得在局部转换过程中所产生的双氢睾酮，占据了更加明显的优势。经过对受体的研究可以发现，在间质以及腺上皮中均有 AR 的表达，但是与间质相比，BPH 的腺上皮组织中的 AR 更加明显，而且部位主要在腺上皮的细胞核上。这说明雄激素的应答同胞质 AR 没有关系，而只与细胞核 AR 有关。可以得出的结论是：在前列腺的生长过程中，间质细胞的作用是核心性的，表明通过旁分泌的方式，双氢睾酮能够对前列腺上皮细胞的生长产生促进作用。同时，DHT 可以借助内分泌的作用来对上皮细胞产生作用，这些 DHT 是由皮肤和肝脏所产生的。I 型 / II 型 5α - 还原酶抑制剂在临床上的效果优于选择性的 II 型 5α - 还原酶抑制剂，其原因可能就是对外周来源 DHT 的抑制。

近年来通过对鼠的前列腺导管系统的研究，加深了雄激素调控前列腺生长机制的认识。鼠的前列腺导管系统，沿纵轴可分为三个区域，根据距离尿道开口的距离，可分为近、中、远三个区域。位于导管近端的上皮细胞呈现出几种形状，有低柱状，有立方状，有扁平状，细胞会出现死亡；位于导管中段的上皮细胞的形状为高柱状，能起到分泌的作用，但不存在有丝分裂；位于导管远端的上皮细胞的形状也是高柱状，会有非常活跃的有丝分裂活动。位于导管近端附近的间质分布有4层或5层平滑肌细胞，但是位于导管远端的间质的平滑肌细胞，仅有1层。每段导管附近的成纤维细胞的分布较为均匀。在雄激素的控制下，部位不同的间质所产生的生长因子也各不相同：位于导管近端的平滑肌肌动蛋白阳性细胞所产生的，是上皮细胞抑制因子，位于导管远端的前列腺 Vimentin 阳性细胞所产生的，是上皮细胞刺激物质。面对雄激素的作用，位于导管中的各种细胞都有自己不同的反应。可以看出，在正常的前列腺中，细胞的死亡与增生处于一种平衡的状态，它能够使前列腺的功能以及结构保持正常。如果这一平衡状态被打破，就会出现 BPH。

2. 雌激素男性体内的雌激素 30% 直接由睾丸的 Sertoli 细胞产生，来自肾上腺和睾丸产生的雄激素在外周的芳香化作用转变产生。在血浆中，性激素结合球蛋白（SHBG）同雌激素结合在一起，处于游离状态的只占 2%。通过对动物开展的实验表明，通过用激素或激素组合来对犬 BPH 模型进行诱导时，观察到 DHT 与雌二醇联合使用以及 3α- 雄甾烷二醇与雌二醇联合使用的诱导方案是最为有效的，此时腺上皮细胞的增生速度达到了 4 倍左右，基质组织的增生速度达到了 2 倍左右，上皮细胞的增生表现出了更快的速度。如果对 DHT、3α- 雄甾烷二醇或睾酮单独加以使用，用来对犬 BPH 模型进行诱导，前列腺组织虽然出会出现增生，但是与雌二醇联合的诱导相比，并不十分有效，表明雌二醇可以同雄激素共同发生作用，导致 BPH 的发生。男性在年龄不断增加的过程中，存在于血浆中的雌二醇的浓度也略有增长，睾酮的水平会出现缓慢降低的状况，雄激素、雌激素的比例均会升高，此时前列腺出现体积增大的现象，这说明，雌激素可以作为前列腺基质细胞的刺激剂，它同雄激素一起发生作用，引发 BPH 的出现。

雌激素受体（ER）和雄激素受体（AR）都会存在于正常的前列腺间质中。至今所发现的 ER 有两种：在间质细胞上表达的是 ER-α；在前列腺上皮上表达的是 ER-β。通过对动物开展的实验表明，去势犬会在雌二醇的作用下发生前列腺增生，而且前列腺中的 AR 也会因此而明显提高，这说明借助提升 AR 的水平，雌激素可以发挥与雄激素的协同作用。经过研究还发现，SHBG 与雌激素相结合之后，会在前列腺细胞中生成 cAMP，数量为 8 倍，而雄激素产生刺激的第一步就是 cAMP，这使得雌激素与雄激素的协同作用更加明显。

存在于血液循环中的雌激素与 SHBG 相互结合后，会成为一种复合体，这种复合体会进入到前列腺间质细胞中，细胞核上的 ER 对其有识别的功能，然后对蛋白质的合成以及 DNA 的复制产生调节作用。雄激素同样也可以与 SHBG 结合。人在年轻时，体内的雄激素也拥有较高的水平，这会对 SHBG 与雌激素的结合产生抑制作用，人进入老年后，雌激素与雄激素的比例开始升高，有更多的雌激素以及 SHBG 开始结合在一起，从而会对前列腺产生刺激，导致其增生。经过研究发现，前列腺增生患者的前列腺内雌激素的水平会升高，若前列腺增生患者的前列腺体积较大，那么该患者处于外围循环中的雌激素的水平也会升高。虽然实验发现，前列腺增生患者的前列腺组织中，ER 的水平出现下降的趋势，但是并不会影响其生理作用的发挥。

3. 其他激素对前列腺的影响

（1）黄体酮：这是一种水平较高的孕激素受体，存在于前列腺细胞中。通过对动物进行实验可以发现，孕激素能够刺激或维持前列腺的分泌功能、细胞学以及重量，但孕激素是否是引发前列腺增生症的直接原因尚无定论。

（2）催乳素：催乳素属于多肽激素，它由垂体分泌而来。催乳素在老年人的血浆中，通常能保持较为恒定的水平，但是催乳素的分泌会因雌激素的刺激而增加。通过对动物开展的实验可以发现，小白鼠的前列腺会因催乳素的刺激而出现增生，枸橼酸的分泌也会因此而增加，还能直接促进前列腺增长，前列腺中的 DHT 及睾酮也有明显增加。在对动物所进行的实验中发现，采取抗催乳素的相关处理措施，比如为小白鼠注射抗催乳素血清，将垂体直接切除，对睾酮的摄入进行严格控制等，会使前列腺出现明显的萎缩，但是经对人体注射抑制催乳素的药物后的观察，已经增生的前列腺，并不会因此而缩小。

（3）胰岛素：胰岛素分泌自胰岛 B 细胞，属于蛋白质类的激素。重度糖尿病患者的附属性腺器官，会发生与去睾类似的变化。一般糖尿病患者的前列腺也会发生变化，上皮细胞的高度变低，颗粒的分泌量减少，会形成自体消瘦性的空泡。目前还无法确定胰岛素在前列腺增生症中的作用，以及对前列腺的具体调控作用。

（三）间质 - 上皮细胞相互作用

根据大量实验结果显示，上皮细胞与前列腺间质细胞之间的相互作用非常复杂，这种相互作用就是前列腺生长和发育以及分化的主要原因。研究者发现，在体外培养实验中，将经过培养的上皮细胞与音质做了分离，此后上皮细胞便丧失了生长能力，这表明，基质细胞是上皮细胞生长的基础，于是人们开始对基质细胞与上皮细胞间的相互作用，给予了更多的关注。研究人员发现，在塑料板上培养的上皮细胞生长速度非常快，但是因为它的细胞骨架的染色类型出现了改变，因此其分泌并合成 PAP 及 PAS 的功能很快丧失。但是同时培养的上皮细胞的合成与分泌功能依然被保持了下来，细胞的生长速度也未发生大的变化，而且细胞骨架也基本与原来的状态持平。据此可以认定，前列腺增生症的主要发病机理有可能是因为某些间质细胞出现了蛋白分泌的缺陷，由此引发了正常细胞增生的机制阻断功能的失效。这类异常情况的出现，同时也引起了间质细胞自分泌机制的异常，从而产生自我刺激导致前列腺增生。

有研究者提出了针对前列腺增生的"胚胎重唤醒学说"。研究认为，在基质细胞尚未成熟之前，位于前列腺内的克隆基质细胞出现了逆转，导致其具备了一些与胚胎期细胞类似的特征，使得基质细胞被重新激活，并且上皮细胞在其诱导下出现了增生，所以，这些细胞形成了一个诱导中心，附近的腺导管分支，会被它们所激活，这些新的分支会在诱导作用下向着中心生长。那些已经逆转的基质细胞，会导致新导管的生成并将其包绕，基质细胞在上皮细胞的促使下，会加速成熟的过程，从而生成 BPH 结节。若无上皮细胞参与这一过程，那么因为单独的基质细胞并不具备很强的增生能力，而且也无法成熟，这样就只能单纯地生成基质结节。在此过程中，前列腺上皮会在前列腺间质细胞的促使下不断发育。在前列腺增生和腺体发育的过程中，细胞外基质的各种成分以及可溶性生长因子，会对前列腺间质起到调节作用。

有一些实验结果支持这一结论。

1. 在早期 BPH 结节中可见到一些类似胚胎基质细胞的基质细胞。

2. 紧邻 BPH 结节的导管上皮呈增生象，而背向结节的导管则正常或萎缩，揭示有可能存在扩散诱导因子。

3. 在前列腺移行区和括约肌相互交织最密集的区域是结节最易发生区，由此推测，括约肌基质对结节形成有诱导作用。

4. BPH 组织基质部分 5α - 还原酶活性增强，说明基质部分有异常代谢。

5. Cunha 等（1987）一组实验提示，将胚胎前列腺植入成年前列腺内可诱导前列腺增生，且增生的程度取决于植入胚胎组织量的多少。

各种生长因子可以介导前列腺间质 - 上皮细胞的相互作用，通过旁分泌的方式，这些生长因子在相互间产生影响，通过这些影响来对间质细胞和上皮细胞的生长、分化进行调节，而且雌激素、雄激素以及其他细胞因子也会对这些生长因子产生调控作用。细胞外基质中的一些成分的降解与合成，也会受到雄激素及生长因子的刺激，细胞对于激素所产生的反应以及细胞信号的传导，会因此而得到调节，由此建立起间质 - 上皮细胞相互作用的相关机制。

（四）生长因子

上皮细胞以及前列腺细胞会分泌出多种不同的生长因子，它们属于小分子的多肽类物质。通过研究发现，前列腺细胞会因受到多肽类生长因子的调节而获得生长，而且雄性激素能够实现对这些生长因子的调控，但是前列腺细胞是否发挥作用，并不会受到性激素的影响。生长因子会受到细胞的作用而产生相关的反应，比如生长因子膜表面的一些特定的生长因子受体，会导致其受体对生长因子产生反应，而且还能通过穿膜和胞内的信号传导系统而产生反应。细胞的增生与凋亡之间，存在着一种平衡，这平衡关系可能会因为甾体类激素和生长因子之间的相互作用而发生改变，引发前列腺增生症的出现。若处于正常的情况下，生长抵制因子同生长活性因子会处于一种相对的平衡状态，此时前列腺的发育功能、生长功能、结构功能以及细胞增生、细胞凋亡都会得到维持。根据实验发现，前列腺增生症的发生过程中，会受到以下几种多肽类生长因子的影响：一是成纤维细胞生长因子的作用；二是胰岛素样生长因子的作用；三是表皮生长因子的作用；四是转化生长因子 - β 的作用；五是神经生长因子的作用；六是血小板源生长因子的作用。经过证实，其中碱性成纤维细胞生长因子，会对前列腺匀浆中细胞的有丝分裂起到重要的作用，它作为引发前列腺增生症病因的作用，受到了更多专业人士的关注。

1. 表皮生长因子（EGF）表皮生长因子具有酸性单链多状，由 53 个氨基酸组成，其分子量值为 6045，能够促进前列腺上皮细胞的分裂。表皮生长因子能够对内胚层细胞、中胚层细胞以及外胚层细胞的发生增生产生促进作用，也能参与到血管发生、细胞分化以及胚胎发生的过程之中。通过体外细胞培养实验发现，若在体外培养的前列腺细胞中加入 ECF，则细胞的分裂速度会明显加快；而且还会影响到血管内皮生长因子以及自体的表达。

正是因为大鼠和人的精液以及前列腺组织中的 EGP 有着很高的含量，说明 EGF 是由前列腺细胞所分泌的。通过实验得知，雄激素对 EGF 有着调控作用，雄激素水平的变化会引起前列腺组织内 EGF 水平的变化。在实验中，成年雄鼠一旦去势，它的前列腺上皮便开始出现退化，EGF 的合成量明显减少，睾酮注入后，EGF 的量恢复到正常量，上皮因受到刺激会出现增生，这可以证明在 EGF 的介导下，雄激素具有促生长的作用。在对表皮生长因子的体外培养实验中，前列腺上皮细胞会因为 EGF 的刺激而加快生长，但是单纯的雄激素不具备这种功能。前列腺的体积会因为体内 EGF 水平的下降而缩小，重量也会因此而减轻，即便给予睾酮支持，也不能实现重量的恢复，这说明与激素相比，EGF 的作用更加直接，也更加重要。

研究者发现，当给予小白鼠外源性 EGF，它的前列腺细胞的凋亡率出现了明显的降低趋势，但是增生的指数却表现出了明显上升的趋势，这种增生率与凋亡率之间的不平衡，引发了小白鼠前列腺的增生。ECF 剂量的增加会导致细胞凋亡率的下降。可以看出，EGF 的异常会导致前列腺的增生。前列腺的生长和发育都会受到 EGF 的重要影响，在另一项针对动物开展的实验中，将不同剂量的 EGF 给予雄性小白鼠后，借助流式细胞仪对其开展了定量分析，发现其前列腺细胞中的雄激素、雌激素受体中阳性标记率以及表达的强度，都出现了明显的上升，这说明激素受体的表达水平会受到 EGF 的调控，从而在 BPH 发生的过程中，发挥自身的作用。

EGF 的受体是一种骆氨酸激酶和跨膜糖蛋白，它的分子量为 17000，它存在于前列腺上皮的基底细胞中。当患者处在 BPH之时，它会比正常的前列腺水平明显增高，采用与 LHRH 类似物进行治疗，3 个月的治疗期结束后，与未接受治疗的患者相比，接受治疗的人群前列腺 EGF 的结合能力明显更高。所以，前列腺组织中的雄激素，会促进 EGF 的合成，还会令 EGF 受体的表达有所降低，EGF 的合成会在去势后明显减少，但增加的是EGF 的受体表达。BPH 上皮增生的主要表现，是基底细胞出现增生，这可以证明，在 BPH 发生的过程中，EGF 及其受体会产生重要的作用。

EGF 还有一个成员，那就是转化生长因子 - α，这种生长因子中约有 35% 的序列同 EGF 保持了相同性，共有 50 个氨基酸组成了转化生长因子，它能够令正常的细胞出现转化，使之表现出瘤细胞的一些特性，如果固体生长、无接触性抑制生长等现象无法对其产生依赖作用，那么它就需要与 EGF 受体的特异性相结合，才能发挥出细胞的具体效应。通过所进行的体外实验证明，前列腺上皮细胞的有丝分裂会受到 TGF- α 的明确作用，有可能会促使前列腺细胞出现恶性转化。但是也有实验者发现，还有一些其他的因子也参与了前列腺细胞的生长。

2. 成纤维细胞生长因子（FGF）FGF 家族在人类目前至少发现了 23 种，分别命名为 FGF1 ~ 23。早期因为 FGF 具有与肝素结合的特性，又称为肝素结合生长因子。其中与 BPH 密切相关的有酸性 FGF（aFGF/FGF-1）、碱性 FGF（bFGF/FGF-2）、角质细胞生长因子（KGF/FGF-7），此外还有 FGF-3（int-2），FGF-10 和 FGF-17 也与 BPH 有关。

有研究者发现，从 BPH 中可获得一种提取物，这种提取物中有一种生长因子能够对细胞的分裂产生促进作用，发现初期这种生长因子被称为前列腺生长因子（PrGF），经过进一步实验，发现 rGF 实际上就是 bFGF，在正常的前列腺中，只有少量的 bFGF，但是在 BPH 中却明显较多。在内皮细胞、成纤维细胞、平滑肌细胞以及基质中都有 bFGF 的存在，但在上皮当中则无表达。

bFGF 是一种多肽，它共有氨基酸 146 个，能够在丝分裂的过程中发挥广泛的作用，它借助旁分泌的方式，来对上皮细胞产生刺激，促使上皮细胞出现增生，并且通过自分泌的方式，来对间质细胞的增生产生诱发效果。它还能够对内皮细胞产生刺激作用，促使其出现增生，形成游走，出现分化，最终引发新的血管生成。通过研究其他肿瘤发现，血管的密度同 bFGF 以及受体密切相关，内皮细胞会受到 bFGF 的直接刺激而出现增生，促成内皮细胞中蛋白酶的生成，实验提示，肿瘤发生的重要血管生成因子就是 bFGF，由此推测出，前列腺当中因 bFGF 而产生的作用，有一部分是因为血管的增加而实现的。

aFGF 与 bFGF 两者之间，至少有 55% 的序列是相同的，在前列腺上皮生长过程中，这两者是最重要的维持者。在对细胞发育的促进方面，aFGF 比 bFGF 的作用更明显，因为只有幼年大鼠的前列腺中才存在有 aFGF，并且前列腺的成熟并不会被 bFGF 所阻止，bFGF 会对成年前列腺起到主导性的作用，bFGF 可以用来表达成纤维细胞以及上皮细胞，同时还会对它们形成刺激。对大鼠去势后，bFGF 的产生就会减少，但是用外源雄激素给予大鼠刺激之后，其体内的 bFGFmRNA 水平会明显升高，这可以说明 bFGF 会因受到雄激素的刺激增加产出量，从而对前列腺的生长造成影响。

角质细胞生长因子最初分离自人胚胎肺成纤维细胞的培养液中，因为它能够促进小鼠的上皮角质化细胞的分裂，所以得此名。后来经过研究发现，角质细胞生长因子也属于 FGF 的一种，被称为 FGF-7。KGF 也是一种多肽，它的分子量为 26000-28000，194 个氨基酸组成了 KGF，它与其他 FGF 的同源性约为 30%-45%。但它有上皮特异性，这一点与其他 FGF 有所不同，它只能作用于前列腺上皮，能对前列腺上皮产生刺激作用而形成增生。在正常的前列腺组织中也存在 KGF，而在 BPH 患者的前列腺中，

KGF 的数量有明显升高。精囊发育过程中，间质 - 上皮相互作用中，KGF 会产生重要的作用。雄激素会对 KGF 产生调控作用，前列腺基质细胞会因受到雄激素的刺激而合成 KGF。但 KGF 受体并不存在于基质细胞中，因此间质细胞也不会因 KGF 的刺激而形成增生。但是 KGF 受体存在前列腺上皮细胞之中，通过旁分泌的方式，KGF 对上皮细胞产生相应的作用，会对前列腺上皮细胞产生刺激并形成增生。与 bFGF 相比，KGF 对上皮细胞增生所产生的作用更强。经过体外的相关实验，在没有雄激素进行刺激的情况下，在前列腺腺管分支形态发生时，KGF 仍然会在其中产生促进作用，所以，即便循环雄激素水平不发生任何改变，上皮细胞也会因为 KGF 而形成一种调控机制。

3. 转化生长因子 β（β，TGF-β）TGF-β 有 5 种异构型：TGF-$\beta_{1\sim5}$，在哺乳动物中只发现了 TGF-β。成熟的 TGF-β 都有 112 个氨基酸残基，其中 80% 同源。哺乳动物体内的所有细胞几乎都能合成 TGF-β，在体内各种组织以及原始胚胎中都有 TGF-β 的广泛分布，而且还有与其一一对应的受体存在，通过特异性受体作用于靶细胞发挥生物效应，，其生物活性较为复杂，也有相似性。人类的 TGF-β 是两条肽链同聚体，它的分子量为 25000，它们有可能在肽激酶的作用下，发生降解作用，最后成为两条相同的链，但其中具备生物活性的只有 TGF-β 二聚体。TGF-β 前体不具有生物活性，也无法同受体相结合，它的活化只有在被酸化的状态下，或被某些酶作用后才能实现。TTGF-β 前体无生物活性，GF-β 有两个基因来源：TGF-β_1 和 TGF-β_2 二者在前列腺中均可测得。

TGF-β 在 BPH 中表达升高。TGF-β 对上皮细胞和基质细胞的作用不同：对前列腺上皮细胞是抑制作用，是一种有效的抑

制原，单纯的 TGF-β 可引起上皮细胞死亡。Sutkowsli 等（1992）
发现，在无 EGF 的人前列腺上皮细胞培养基中加入 TGF-β 可
引起细胞凋亡。但在有其他刺激性生长因子存在时（如 EGF），
TGF-β 就不能导致细胞死亡，但可使细胞生长停止。而在没有
TGF-β 干预的情况下，EGF 或 TGF-α 能刺激上皮细胞生长、
增生。所以，TGF-β 是一个重要的上皮细胞生长调控因子，可
能是以旁分泌的方式作用于上皮细胞。

　　有研究资料显示，基质，尤其是平滑肌肌动蛋白阳性细
胞中，会有 TGF-β 的聚集，这说明前列腺平滑肌细胞可能是
TGF-β 的来源。间质细胞会因受到 TGFf 的刺激而形成增生，平
滑肌细胞的表型会因受到诱导而自形态学分化而来，细胞外基质
成分会得到相应的调整，比如完成胶原 IV 以及纤维连接蛋白的
降解与合成，会令细胞外基质形成堆积，细胞对生长因子所产生
的反应也会因此而增加。bFGF 的产生也会因为 TGF-β 的作用
而增加，而间质细胞自分泌的刺激因子也是 bFGF，所以 BPH 时，
上调 TGF-β 能够对间质成分的扩张产生有益的作用。另外，血
管的生长也会受到 TGF-β 促进和影响。

　　性激素会对 TGF-β 产生调控作用。存在于前列腺中的
TGF-β 以及它的受体也会同雄激素产生密切的关系，去势之后，
TGF-β 以及它的受体都会有所增高，而它会因为受到外源性雄
激素的刺激而恢复到正常状态。

　　通过免疫组化的分析可以看出，在 BPH 基质之中，TGF-β
染色会出现明显的增强，但在上皮中，染色则会明显减少，这
与"胚胎重唤醒学说"也高度相符。基质上皮系统会受到 bFGF
和 TGF-β 的部分介导，成纤维细胞会因受到 TGF-β 的刺激而
形成增生，但 TGF-β 同时还会对成纤维以及上皮的生长产生促

进作用，它们的作用表现在腺体样增生或基质增生的出现。可以认为，在以基质增生为和的 BPH 中，TGF-β 可能会产生一定的作用。

4.胰岛素样生长因子（IGF）IGF 为一类氨基酸序列和功能与胰岛素一致的促细胞生长多肽，包括 IGF-Ⅰ及 IGF-Ⅱ。正常前列腺及 BPH 中均可测得 IGF-Ⅰ、IGF-Ⅰ受体和 IGF-Ⅰ结合蛋白。雄激素调节前列腺组织中 IGF-Ⅰ的分泌及受体表达。去势可以使 IGF-Ⅰ与受体的结合能力下降。

IGF-Ⅰ只能在细胞进入 G_1 期时发挥作用，而 DHT 及 bFGF 可以促使细胞从 G_0 期进入 G_1 期，从而协同 IGF-Ⅰ促进前列腺上皮细胞的增生。

5.血小板源生长因子（PDGF）PDGF 是一种较强的促细胞有丝分裂因子，在对间质细胞的促分裂活性进行体外培养时被发现。PDGF 及其受体的表达会在 BPH 组织中有所升高。从所进行的体外实验可以发现，一旦 PDGF 与 PDGF 受体结合在一起，那么就会促进基质细胞以及前列腺上皮细胞的增生。所以可以初步确定，BPH 的发生可能会造成 PDGF。

6.神经生长因子（NGF）NGF 由前列腺基质细胞分泌，则列腺上皮细胞表达 NGF 样蛋白及 NGF 受体。因此，推测 NGF 在 BPH 的发生过程中可能以旁分泌的方式发挥作用。另外，NGF 不但在 BPH 发生及发展过程中起重要作用，而且与膀胱壁增生肥厚、膀胱刺激症状的发生之间有密切的关系。

（五）细胞凋亡与BPH

我们一直以为，造成 BPH 的原因，是前列腺体的细胞不断繁殖增长。通过我们在动物身上做过的实验发现，BPH 除了细胞增生的增长，细胞凋亡而导致的细胞减少可能会更重要。因为在实验中，动物的前列腺增生细胞 DNA 合成率与健康的前列腺差不多，甚至还低一点，在显微镜下面也很少能找到有丝分裂细胞。

细胞凋亡，又名 PCD，即细胞程序性死亡，它与细胞坏死是完全不同的两个概念。细胞凋亡不是一个被动的过程，而是主动过程，包括基因的表达，蛋白质与酶的激活，是细胞为了为更好地适应生存环境而主动争取的一种死亡过程。细胞凋亡在其外形上的主要变化是细胞不断萎缩、慢慢和附近细胞或基膜分离，并且伴随着细胞质的浓缩、内质网变大呈现泡泡的形状与细胞膜合并在一起，核周被凝聚成块状的核染色质所包围，核仁不断分裂，细胞膜内陷分割成众多的凋亡小体，凋亡小体的表面都有一层包裹膜，慢慢从上皮细胞表层掉落，直至被巨噬细胞或附近的细胞吞噬消化。细胞凋亡的过程中，细胞结构完整，并不存在炎症反应和免疫系统的激活。细胞坏死过程中，内容物外泄，造成炎症出现同时释放出细胞因子，他是细胞受到外部环境的破坏损伤所造成的被动死亡。细胞坏死从形态学上分析，主要是破坏的细胞膜通透性增加、细胞质水肿、细胞器肿大，导致细胞膜的破损，细胞释放自我消化的溶酶体酶，并伴随着周围组织发炎和损伤。

通过对大鼠去势实验发现，前列腺细胞凋亡和分泌的雄性激素水平关系密切。最明显的表现是官腔上皮以及腺管远端的细胞凋亡都有增长，腺体萎缩。通过不断观察，Kyprianou 等发现，大鼠在去势 6 小时后，身体里的血清睾酮水平已经下降至正常状态的 1.2%；去势 12 小时后，位于前列腺组织中的雄性激素受体已经检测不出，到了第 4 天细胞凋亡达到顶峰，一周后 DHT 只有正常情况的 5%，10 天后，前列腺雄性激素依赖细胞基本都没有了。到了第三周，细胞凋亡已经停止，仅剩基底上皮细胞和萎缩的间质，其中的腺上皮细胞差不多全部死亡，正常情况下，腺上皮细胞占到腹侧前列腺细胞85%。在重新给大鼠注入雄性激素之后，前列腺慢慢恢复，达到正常的腺体大小和细胞数量。

生长因子对于前列腺细胞凋亡的作用非常明显。此前早有发现，EGF具有可以加快前列腺细胞凋亡的作用。还有研究表明，TGF-β还能直接使前列腺细胞凋亡。在给大鼠去势后，Ky-prianou等发现，腹侧前列腺细胞凋亡同时也有TGF-β及其受体表达的升高，如果给大鼠外部注入睾酮可抑制其升高。这个实验表明了，TGF-β可能会加快前列腺细胞凋亡的发生，而雄性激素对细胞凋亡的抑制作用，可能就是对TGF-β的抑制而产生的。把TGF-β1注入身体外部的前列腺上皮细胞中，Hsing与Ilio等发现，TGF-β1可以直接导致前列腺上皮细胞凋亡。

在1990年，Martikamen等通过对大鼠的前列腺组织不断释放TGF-β1，大鼠在雄激素的刺激下，IGF、EGF、FGF等生长因子也可以抑制TGF-β1。因此可以表明，不仅仅是EGF及TGF-β，其他的生长因子也是可以对前列腺细胞凋亡产生作用的。在近期也有新闻报道，通过胰岛素生长因子和蛋白-3、5相互组合，同样可以促进前列腺细胞凋亡，这些实验表明，各种生长因子之间相互作用，再加上雄激素的控制，都能对前列腺细胞凋亡与增生的调节起到作用。

基因在前列腺细胞的凋亡过程中，也具有重要作用。目前发现bcl-2、p53、C-myc、睾酮抑制前列腺信号-2（TRPM-2）、bax、C-fos、Fas等基因，是可以对细胞凋亡产生影响的。其中bcl-2在BPH组织中的表达阳性率，比其他正常的组织高很多，说明bcl-2表达产物能够有效控制前列腺细胞凋亡，这是免疫组化对

20例BPH标本和正常前列腺组织的研究中发现的。在1997年，张学军等通过转基因技术，人工培育出前列腺组织特异性的转基因小鼠，免疫组化显示，人bcl-2蛋白在鼠前列腺组织中已经超标，BPH病理学发生了非常明显的变化，这个实验也能证明，bcl-2基因对BPH所起到的作用。历史资料中有显示，p53的基因突变在BPH组织中被发现，这个现象表明了BPH的发病原因可能与p53基因有关。

像SGP-2、EIB这些基因，都已经发现与细胞凋亡有关，只是基因作用于细胞凋亡的规律还没有被发现。所以人类研究基因在BPH发病的作用这件事上，还有很长的路要走。

第三节　临床表现和辅助检查

一、临床表现

BPH的症状可分为三大类，即膀胱刺激症状、梗阻症状和并发症引起的症状。

（一）膀胱刺激症状

分为四种情况：尿频、尿急、夜尿增多和急迫性尿失禁。其中BPH患者最先表现出来的状况是尿频，同时也会伴随着夜尿的增多。正常成年男性膀胱容量大约400ml，一天24小时尿量大约1000ml，其中白天排尿次数4到5次，晚上排尿0到1次。尿频能作为BPH的早期征兆来判断，作为老年男性，如果每天排尿次数大于8次或者晚上排尿次数大于2次，就可以认定为尿频。膀胱刺激造成的尿频和尿量增加还是有区别的，尿量增加除了每天排尿次数多，20小时尿量也会持续超过2000ml，这种病症大多是因为糖尿病、尿崩症、急性肾衰竭多尿期等，我们在咨询病人病史的时候，要特别注意区分。夜尿增多的原因有以下几点。

1. 逼尿肌不稳定。

2. 肾脏产生尿液失去正常节律。

3. 夜间迷走神经兴奋。

4. 睡眠中大脑皮层抑制减弱，尿道和尿道括约肌张力下降。

5. 膀胱张力降低导致残余尿量增多，膀胱容量相对减少。有50%～80%的患者尚有尿急或急迫性尿失禁。如合并膀胱结石或泌尿系感染，则以上症状更为明显。

（二）梗阻症状

前列腺增生突出在不同位置，会造成不同的症状：当侧叶增生朝着尿道内凸出来，后尿道就会变长、变弯、变窄，造成排尿困难。当中叶增生向膀胱颈凸出来，会形成球状活瓣，也会使排尿困难。中叶增生会让膀胱底升高，尿道内口换位或者向前呈一定角度。下尿路梗阻的程度，是由前列增生的部位决定，和前列腺的大小并不成正比。

梗阻症状的产生，都是由于膀胱出口受到梗阻（BOO），它的主要表现是：尿线断续、终末滴尿、尿线细而无力、排尿踌躇、射程缩短、排尿时间延长、排尿不尽感、尿潴留、充盈性尿失禁等，但是这些症状并不仅仅存在于 BOO，如逼尿肌功能受损也会出现以上情况。在前列腺增生的早期，会出现尿线变细、无力的梗阻症状，这是由于已经增生的前列腺压迫了尿道。排尿踌躇是因为逼尿肌的收缩，让膀胱内压超过尿道的阻力所需要的时间更长。尿线中断是由于逼尿肌压力不足，无法持续到排尿结束，有时排尿结束了还会有尿液滴出。尿道梗阻加重，就会造成膀胱内出现残余的尿，无法完全排空，当尿道阻力进一步加大，残余尿量也会更多，就会造成慢性尿潴留，临床症状就是患者往往感觉排尿没有完全排光的不适感。膀胱由于一直处于膨胀状态，真正存尿量反而减少，导致排尿时间变短。BOO 会让膀胱肌的构造发生变化，造成充盈性尿失禁，其早期逼尿肌代偿性肥大，间质增生，这个时候逼尿肌压力还大于尿道的阻力，所以不会感觉有残尿。当失代偿时，就会造成膀胱有残尿，还会有尿失禁，膀胱充血过度，膀胱内的压力大于尿道内压力，会让尿液不自主地流出来。BPH 的后期症状，就是慢性尿潴留、充盈性尿失禁、肾功能的损害。有时因气候变化、受凉、劳累、饮酒等诱因可并发急性尿潴留。

（三）并发症引起的症状

1. 肾功能不全 BOO 前期会使膀胱逼尿肌代偿性增厚，导致黏膜表面出现小梁，严重的话会造成假性憩室。BPH 不及时控制，会发展成梗阻性肾病，严重的可造成尿毒症。当输尿管间嵴增大，再加上膀胱不断膨胀，就会使膀胱内部压力增加，导致输尿管底端失去活瓣作用，尿液反流，使肾脏受到伤害，最终发展成梗阻性肾病。部分 BPH 患者不重视的原因，是因为 LUTS 并不明显，还有会把这种情况当作是老年人的正常现象，有些人去就医时认为得了尿毒症，还有高血压、无力、贫血、食欲不振、呼吸带有氨气味、皮肤瘙痒等；还有些人，因为体检时发现肾功能不全、双肾有积水才去医院。

2. 膀胱结石梗阻会造成患者残余尿、尿潴留，也会出现继发性的膀胱结石。膀胱结石的形成，是由于本身梗阻大部分会有慢性尿路感染，再加上尿液长期滞留在膀胱中，一些晶体就慢慢沉淀在脓块或细菌形成的核心上。还有一种原因就是肾结石排入膀胱，膀胱本身出口受到阻塞，膀胱颈后唇抬高而不断停留、增大。膀胱结石的发生率很高，可以达到10%以上，如果没有合并感染，膀胱结石大多为X线阴性的尿酸盐结石。当BPH患者发现排尿中断、明显感觉排尿疼痛表现出朝阴茎头部放射、血尿等，务必去医院检查有无膀胱结石。

3.尿路感染由于排尿不通畅，尿液滞留在膀胱，很容易让细菌在膀胱里滋生，造成膀胱的感染，导致病情加重，会使尿频、尿急、排尿困难等症状更明显，还会出现之前没有的尿痛，严重的会出现急性尿潴留。如果尿道烧灼痛、寒战发热，就说明是急性前列腺炎；如果出现侧睾丸及附睾红肿疼痛，那就说明是急性附睾炎；如果发烧、腰痛以及全身中毒症状，说明是继发上尿路感染，肾功能将受到更严重损伤。BPH容易造成尿路感染是因为如下几点原因。

（1）BOO时，尿液不能畅通地排出，失去或减弱尿路冲洗的作用。

（2）残余尿液给细菌的繁殖创造良好的条件。

（3）BOO导致膀胱颈部尿液压力增高，可影响局部组织的血液供应，引起组织抵抗力下降。

（4）尿液压力增高引起前列腺内尿液反流。感染常迁延不愈或反复发作。有些患者还会发生细菌进入血液循环而引起菌血症。

4.无痛性血尿长时间膀胱出口梗阻，可以造成一系列尿道问题，如尿道前列腺部及膀胱黏膜膨胀充血、小静脉扩张、迂曲、淤血。如果血管破裂就会有肉眼可见的血尿和镜下血尿。当BPH和急性尿潴留导尿合并时，膀胱压力减少得太快也会造成血尿。偶尔也会存在大量出血的情况，凝聚的血块堵住膀胱口造成急性尿潴留，所以一定要和膀胱肿瘤区分开来。

5.其他在就医时，持久的排尿困难、腹部压力增加，通常患者以为只是出现了腹股沟疝、脱肛和痔疮等症状，而耽误治疗的最佳时机。

二、辅助检查

（一）实验室检查

包括血尿常规、血清电解质、肾功能及前列腺特异性抗原（PSA）。血常规应注意有无肾性贫血。尿常规注意有无血尿、脓尿、蛋白尿、管型及尿糖，以确定有无泌尿系感染、糖尿病。肾功能检查的目的是明确有无肾功能不全。

PSA 已被列为 BPH 的必查项目。目前认为，BPH、前列腺癌、前列腺炎都可以引起 PSA 升高。另外，泌尿系感染、肛门指诊、留置导尿管、急性尿潴留、前列腺穿刺、长期服用 5-α 还原酶抑制剂等均可影响 PSA 值。血清 PSA 值与前列腺体积相关。研究表明，前列腺体积增大 1ml，PSA 约增加 4%。临床一般将 PSA ≥4ng/ml 作为分界点。BPH 患者的总 PSA（TPSA）和游离 PSA（FPSA）均可升高，但 FPSA 升高相对缓慢，从而使 FPSA/TPSA 比值逐渐降低，一般将比值 < 0.16 作为分界点，应用 F/T 对 BPH 和早期前列腺癌的鉴别诊断有帮助。国内研究表明，BPH 患者 PSA 异常，特别是 > 10ng/ml 者，发生前列腺事件的概率更高。近年来尚有应用 PSA 速度、PSA 密度、PSA 与年龄组的关系等方法：PSA 密度（PSAD），如果 PSAD > 0.12ng/g，有前列腺癌的可能；PSA 速度（PSAV）：每年 PSAV > 0.75ng/ml，常提示前列腺癌；PSA 年龄特异值：PSA 值和前列腺体积大小有关，而前列腺体积随年龄增大，各年龄组的 PSA 正常值是：40 ~ 49 岁 2.5ng/ml，50 ~ 59 岁 3.5ng/ml，60 ~ 69 岁 4.5ng/ml，

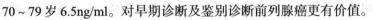

70 ~ 79 岁 6.5ng/ml。对早期诊断及鉴别诊断前列腺癌更有价值。

(二) 尿流率测定

尿流率是指单位时间内排出的尿量，能真实、客观地反映尿流排出道阻力，并且具有无创、检测简便、设备费用低廉等优点，已得到广泛应用。尿流率检查时排出尿量应超过 150ml。检查所得的最大尿流率 (Q_{max})、平均尿流率 (Q_{ave})、排尿时间、尿量 4 项指标，其中 Q_{max} < 为最重要的诊断指标。如 Q_{ave} < 15ml/s, Q_{ave} < 8ml/S, 提示存在排尿困难；Q_{max} 为 10 ~ 15ml/s 可能存在梗阻；Q_{max} < 10ml/s 则肯定存在梗阻，如果能排除逼尿肌功能变化因素，可作为手术指征之一。

决定尿流率的主要因素有两个，一是膀胱憋尿肌的收缩功能，另外一个则是尿道中的阻力，并且二者的改变，都会对尿流率产生影响。因此当尿流率发生变化时，不能直接判断到底是尿路梗阻还是憋尿肌收缩力受损导致的。例如神经系统疾病和糖尿病，都可能会对憋尿肌的功能造成影响，这就需要依据病史及可疑症状进行尿动力学检查，确保前列腺有创治疗前，确定排尿障碍的真正原因。

(三) 膀胱残余尿量

作为治疗方法的选择与疗效判断的一个重要指标，膀胱残余尿量 (PVR) 具有重大意义。一般来说，当 PVR > 50 ~ 60ml 时，意味着膀胱憋尿肌功能处于失代偿状态。PVR 的测定方式有两种，分别为导尿测定和超声测定。前者为一种有创检查方式，结果最为可靠。后者采用无创的腹部超声测定，虽然重复性较差，但是可以同时进行膀胱形态的观察，发现膀胱中是否存在结石、憩室和中叶增生。在进行 PVR 测定时，需要注意排尿环境以及被采集者的膀胱尿量应为适当状态，因为当膀胱中尿液的储存量超过 500ml 时，即使是健康人也会发生尿量残余。神经系统疾病和糖尿病，可能会对憋尿肌的功能造成影响，当病史或体检结果中提示相关疾病出现时，需先行尿动力学检查，对相关疾病进行鉴别。

(四) 超声检查

超声测量前列腺体积对前列腺增生的诊断和治疗以及疗效观察都有着十分重要的价值，它使对前列腺状况的评价更客观、更全面，对指导临床药物治疗和选择治疗方法亦有重要的指导价值。

1. 超声检查前列腺的方法有：

(1) 经腹壁探测。

(2) 经直肠探测。

(3) 经会阴部探测。

(4) 经尿道探测。

临床中常用的检查方法为经腹壁探测和经直肠探测。前者超声检查操作起来较为简单，后者的优势则在于，能够更加精准地对前列腺腺体进行观察，并测定内部结构的大小。

2. 前列腺增生的声像图特点

(1) 腺体体积的增大。最为明显的是前后径与上下径的增加，其他径线也均超过正常值范围。

(2) 腺体形态的变化。正常人腺体呈现的是新月形，而前列腺增生的患者腺体为半圆或近似球形。例如中叶增生时，如结节样的腺体增生部分会向膀胱方向突出，此时的前列腺可能会呈现不对称的形态。

(3) 腺体内外比例的失调。当前列腺的内腺发生增生时，1：1 的内、外腺比例将无法保持。内腺的增大会挤压外腺，同时还

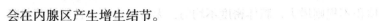

会在内腺区产生增生结节。

（4）声像图中可观察到完整光滑的包膜，且不会出现中断。

（5）可在外科包膜和移行带间观察到明显的分界线，且可见散在或弧形排列的钙化灶。

前列腺体积可近似地按照球形体积进行计算。根据 B 超所测定的前列腺左右、前后、上下径，可得体积，进而根据前列腺的比重 1.05，即可计算其重量。计算公式：前列腺体积 =0.52× 前列腺三径乘积；前列腺重量 =1.05×0.52× 前列腺三径乘积。在前列腺不断增大的过程中，其形态会越来越接近球体，但并非完全呈现球形，且外科包膜的厚度也不是均一的，因此，如上的经验公式计算所得的体积与重量是存在误差的，通常情况下，B 超所测得的体积、重量数值略大于开放切除的标本。

（五）CT 检查

CT 在对血尿以及超声表现为结节状，或分叶状软组织肿块影凸入膀胱轮廓内者，在进一步诊断方面具有极大的价值，但并不作为 BPH 的常规检查项目。增生的前列腺在 CT 中表现为如下几点。

1. 腺体边缘清晰且光滑，体积增大；可能导致膀胱壁变形，但不会侵及邻近的组织。

2. 腺体的增生导致上界超出耻骨联合上缘 20～30mm。

3. CT 平扫显示增生后的腺体密度均匀，CT 值处于 38～47Hu 之间，中央带较周边带略高，部分可见钙化，呈现斑点状。

4. 在增强 CT 扫描中，腺体中央带仍呈现高于周边带，但 CT 值会增高到 59～﹣2Hu。动态增强 CT 显示，随着时间的延迟，逐渐呈现均匀强化，囊变坏死部位无强化。当 CT 呈现腺体体积不规则增大，腺体密度不均匀，无清晰边缘，且呈结节状隆起时，则提示为前列腺肿瘤。前列腺肿瘤容易侵及膀胱和精囊，这时膀胱经囊角会变钝甚至消失，甚至发生骨骼转移。

(六) 尿动力学检查

1. 正常的排尿过程有赖于

(1) 良好的膀胱逼尿肌功能。

(2) 下尿路无梗阻。

(3) 膀胱逼尿肌与尿道括约肌良好的协调性。

下尿路梗阻症状，可能由于三者中的任何一个功能障碍导致，单靠尿流率的测定，无法确定真正的病因是膀胱出口梗阻还是憋尿肌收缩功能障碍。尿动力学检查可以测定储尿期（膀胱充盈）和排尿期膀胱压力产生的变化，从而对膀胱的储尿和排尿功能，膀胱的容量、顺应性、感觉，以及膀胱憋尿肌稳定性进行了解。最准确的判断有无膀胱出口梗阻的方法是采用压力 - 流率测定分析，即分析排尿期憋尿肌和尿流率的相关性，了解膀胱出口的阻力，从而确定下尿路梗阻是否存在。这时的憋尿压力，是尿动力学检查中最重要的参数。

2. 前列腺增生患者尿动力学检查的指征为:

(1) 神经系统疾病病史。如脑萎缩、脑血管病、糖尿病、帕金森和老年性痴呆等，都存在影响憋尿肌功能的可能性。

(2) 症状及体征明显不符，可能为不稳定性膀胱。

(3) 当常规的保守治疗方法无法达到预期的效果时，需进一步了解确切的病因。

(4) 在采用外科手术等方式，对疑似前列腺增生引起的膀胱出口梗阻进行非可逆性治疗前。若患者既往采用药物治疗为主，虽然目前只有压力 - 流率分析能够准确判断膀胱出口梗阻是否存在，但并非必须进行尿动力学检查。

(七) 静脉肾盂造影 (IVP)

静脉肾盂造影 (IVP) 是泌尿外科疾病常用的检查方法，但在 BPH 的诊断中为可选择性检查。只有在下述情况下建议做 IVP：

1. 血尿，不能排除上尿路肿瘤者。

2. 单侧肾积水不能排除上尿路梗阻。

3. 既往有上尿路感染或结石病史。

4. 用于判断肾功能受损程度 (血肌酐升高超过一倍者不宜进行)。

(八) 膀胱镜检查

膀胱镜检查可以直观地看到前列腺两侧叶及中叶增大并凸入膀胱的情况，以及有无合并膀胱憩室、结石、肿瘤。但膀胱镜检查属有创性检查，有引起感染、出血、损伤的可能，因此，随着其他无创性检查手段的普及，膀胱镜检查已很少作为首选的检查方法，仅在下列情况时建议采用：

1. 合并不明原因的血尿，膀胱肿瘤不能排除。

2. 不能排除上尿路病变，行输尿管插管逆行尿路造影。

3. 治疗方式取决于前列腺解剖特点，需要在开放手术和 TURP (其他内镜下治疗) 之间作出选择。

第四节 护理

一、非手术治疗护理

(一) 生活护理

老年人群前列腺增生的发病率高于年轻人群，患者由于各项生理功能的下降，导致自理能力的下降，因此需要医护人员在生活护理上更加体贴照顾。

1. 保证患者日常生活中的舒适感，协助患者，完成对日常生活的护理。保证患者头发、口腔、指甲、会阴、皮肤、手足清洁、以及床单位干净整洁，即七洁。

2. 注意保证各种管路器材的清洁卫生，定期更换尿袋，并对引流液的颜色和体积进行准确记录。

3. 保证患者的日常安全，准备防滑鞋，避免下床活动时摔伤，必要时加床档防止发生坠床危险。

4. 注意确保患者排便的通畅，叮嘱患者多饮水，增加易消化食物的摄入，如有必要可服用润肠药。

5. 注意术后患者会阴部位的清洁，避免粪便污染等引起的感染。尿袋需要每日进行更换，并保证每日两次的尿道口清洁，尿道口周围的清洁可采用碘伏进行消毒或用温水进行清洁。

（二）心理护理

作为一种进行性渐重的疾病，前列腺增生在初始阶段不具有明显的症状，患者在这一阶段往往不会进行重视。然而随着疾病逐渐加重，尿频的症状会逐渐出现并愈加明显，夜间排尿次数的增加，会严重影响患者的睡眠和休息，导致生活质量降低。同时前列腺增生导致的尿道压迫，会使患者出现排尿困难的症状，严重时会出现尿潴留及血尿，带来身体上的痛苦，同时也会使患者产生精神上的压力。

前列腺增生患者多为老年男性，由于身体机能的下降，会存在听力及理解能力降低的问题。因此长时间受到慢性前列腺疾病困扰的老年患者，往往会伴随着烦躁、易怒的情况，内心希望能够尽快得到治疗。留置的尿管会给患者的生活带来诸多不便，这就需要护理人员加强对患者生活上的关心，给予体贴与安慰，同时重视患者的主诉，当发现患者有不适症状时，及时与医生联系。解决患者术前术后的心理和生理问题，让患者感受到医护人员的尊重与重视，有助于提升患者对治疗的配合，更加有利于患者的康复。

(三) 药物治疗及护理配合

1. 药物治理

根据既往的医疗研究，尚无法明确前列腺增生的发生原因，因此也被许多科学家推测为多病因疾病，联合用药、针对各个病因采用针对性治疗更为适合。有效药物随着病因学逐步的深入研究不断出现，前列腺增生治疗过程中，药物的使用愈加重要。在无绝对手术指征的情况下，药物治疗应作为首选方案。医生可根据患者的定期随诊检查，来评估治疗方案的有效性，以此来判断是否需要改变治疗计划。

临床当中主要有两类，一类是 5α - 还原酶抑制剂，例如非那雄胺、依立雄胺；另一类则是 α 受体阻滞剂，主要有特拉唑嗪、坦索罗辛、多沙唑嗪、阿夫唑嗪等。前者的作用机理是缩小前列腺，主要用于前列腺体积较大患者的治疗，因起效较慢，往往需要连续使用 6 个月以上。药物可能产生的不良反应为性功能减退，另外需要注意的是：5α - 还原酶抑制剂的降低血前列腺特异抗原功能，有可能将前列腺癌早期表现掩盖。后者的作用机理是松弛膀胱颈部肌肉、增强膀胱收缩力，可以有效缓解排尿次数多，排尿费力的症状，并对夜间尿频起到良好的治疗效果。其可能产生的不良反应，主要为直立性低血压，这就需要格外注意给药初期血压的变化。另外，植物花粉类制剂也可以起到治疗效果，例如舍尼通、前列康、尿塞通等，主要通过对内分泌物质的影响，来实现抗感染和抗水肿的效果。这类药物作用相对平和，不良反应较小，因此安全性更好。另外，老年前列腺增生患者，也可以采用中药水煎坐浴的方式进行治疗。

2. 护理配合

（1）对药物不良反应进行紧密观察。当患者出现严重的头晕恶心，乏力嗜睡，鼻腔堵塞，食欲不振，胃部不适，直立性低血压、阳痿或性功能减退的症状时，应让患者停止服药。

（2）服用 α 受体阻滞剂患者要注意对直立性低血压的预防。患者在早上起床时注意"三个一分钟"原则：醒后躺一分钟、床上坐一分钟、床边立一分钟，这样可以有效避免直立性低血压的发生。

（3）应保证定期的检查评估，以便及时了解病情的进展以及治疗的效果，并作出用药方案的调整，确保患者坚持服药。

（4）注重对患者用药方式方法的指导以及健康教育。

（四）健康教育

积极的自我保健有利于对治疗的配合，同时对于前列腺增生患者的疾病治愈有着相当重要的意义。

（1）保证足够尿量。多饮水，使其起到内部冲洗的作用，对于留置尿管和造瘘管的患者，还可以起到预防尿路感染的作用。

（2）清淡饮食。多吃清淡且易于消化的蔬菜瓜果，少吃辛辣刺激的食物，不吸烟不饮酒，这样可以减少前列腺充血的发生，同时防止粪便干燥。

（3）合理性生活。不纵欲也不禁欲，根据年龄和健康状况过性生活。有尿潴留病史的患者最好避免性生活。

（4）切忌长时间憋尿，以免损害逼尿肌功能，加重病情。

（5）保持心情舒畅，避免忧思恼怒，切忌过度劳累。

（6）发现泌尿生殖系统感染时，应积极进行治疗，预防尿潴留。

（7）增强自身机体抵抗力。适度的体育活动，在提升身体机能的同时，还可以改善前列腺的局部血液循环。

（8）调节自身情绪，心情保持放松。生活中过大的压力，会使前列腺肿大的风险增加，另外，当压力减小时，前列腺的症状也会缓解，因此日常保持精神的放松状态十分必要。

（9）经常用温水洗澡，对前列腺患者症状的缓解是有益处的，可以通过缓解肌肉和前列腺的紧张，达到减轻不适的效果。采用每天 1~2 次温水坐浴，也可以达到同样良好的效果。

（10）防止受寒。寒冷会增强交感神经的兴奋性，使得尿道内部压力增加引起逆流，因此应避免久坐在寒凉的物体上。

（11）避免摩擦。摩擦会造成前列腺疾病症状的加重，患者不适感增加，为了防止局部有害的摩擦，应少骑自行车，更不能长时间或长距离地骑自行车或摩托车。

（12）对于尿失禁患者进行锻炼指导。进行盆底肌肉收缩的锻炼：深吸气的同时将肛门肌肉收缩上提，在坚持 6~10s 后呼气。每次重复 5~10min，每日 2~3 次即可。整个过程需根据个人的身体情况循序渐进。

（13）指导患者多饮水，对排尿情况进行观察。微创手术后会有 30 天左右的坏死组织脱落，创面黏膜修复过程，2 周时排尿困难的症状便开始改善。少数的尿潴留患者尿管需要留置 3~4 周左右，之后可自行排尿。这个过程中，需要医护人员正确指导患者，保证多饮水，并重视对排尿情况的观察，保持等待治疗效果的耐心。

（14）患者在日常生活中，应当注意按照医嘱进行用药和检查，摒弃不良生活习惯，不憋尿，减少摄入刺激性食物，不饮酒、咖啡、浓茶，应少骑自行车，坚持进行适当的体育活动（最好是步行），保证心态的稳定和良好。时刻牢记合理膳食（低盐、低脂、七分饱），运动适当，一切以健康为中心。

二、尿道前列腺电切（TURP）护理

（一）术前护理

1. 进行术前宣教。作为一项新技术，许多患者对尿道前列腺电切（TURP）疗法缺乏足够的认识，担心自己对手术的耐受性，怀疑术后效果，担心出现复发或其他并发症。患者可能会表现出紧张、失眠等症状。在这种情况下，医护人员需要将手术的方法、效果、优越性准确告知患者及其家属。如有必要，可以请恢复较好的术后患者现身说法，进而增强患者的信心，提升患者配合治疗的积极性。

2. 预防及降低术后尿失禁。尽早引导患者进行肛提肌功能锻炼，督促患者增加锻炼次数，降低尿失禁的发生几率。锻炼方法：患者进行有意识地中断排尿，并对肛门括约肌进行收缩。保证每次缩肛不少于30秒，每天早、中、晚各连续进行100次。手术当天早上强化训练1次，术后仍需根据患者耐受情况进行坚持训练。

3. 做好术前准备。首先需要指导患者戒烟、戒酒、戒辛辣刺激的食物，另外还需避免呼吸道感染。需要注意的是，许多患者存在尿路感染、尿潴留、血尿等症状，因此术前应该叮嘱患者增加饮水量，服用抗生素进行抗感染的治疗，避免发生尿潴留。

（二）术后护理

1. 合理饮食起居应禁烟、酒、辛辣食物，鼓励患者多食营

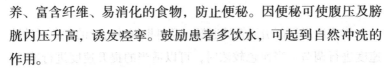

养、富含纤维、易消化的食物，防止便秘。因便秘可使腹压及膀胱内压升高，诱发痉挛。鼓励患者多饮水，可起到自然冲洗的作用。

2. 预防泌尿系感染

（1）患者卧床翻身时注意勿使尿管脱落、扭曲、受压、堵塞及尿液反流。

（2）严格无菌操作，每日更换引流袋1次并用0.5%碘伏或0.1%苯扎溴铵消毒外阴及尿道口2次。

（3）保持会阴部卫生，便后及时清洗会阴，防止逆行感染。

（4）鼓励患者多饮水，可起到自然冲洗尿路的作用，减少细菌的生长繁殖。

3. 密切观察病情变化

（1）基础护理：密切观察病情变化，加强基础护理，术后给予心电监护，监测体温、呼吸、脉搏，观察患者意识等变化，并给予保暖。因患者都是老人，患有慢性病，临床上易出现血压波动，心、肺、脑、肾一系列的变化。在巡视中及时发现病情变化，向医生回报，并给予对症处理。

（2）预防心肺并发症：术后由于患者卧床，活动少，加上大多数是老年人，抵抗力低下，且伴有不同的内科疾病，易并发心功能不全及肺部感染。心功能不全者术后可给低流量吸氧，肺部护理的关键问题是防止气道内积痰、黏稠分泌物阻塞，护士要鼓励和帮助患者咳嗽，协助其叩背，痰液黏稠不易咳出者，可给予超声雾化吸入每天4次～6次，每次20min～30min。注意保暖，避免受凉。

（3）出血的观察与护理：出血多发生在术后24h内，护理应密切观察血压变化，观察引流液的颜色、性状、量，并做好记录。

①应注意保证引流管的通畅，及时根据冲洗液的颜色对冲洗速度进行调节。当血色较浓时，可以适当的提升速度进行冲洗，在引流液颜色变淡后将冲洗速度减缓，并注意输液与冲洗速度是否相近。如果引流液出现鲜红色血尿或有血块，则应对引流管进行检查并挤压，防止引流管被积血块堵塞。

②当患者出血过多导致休克，呈现出常见的血压下降、面色苍白等症状时，需要立即停止冲洗并加快输液，第一时间向医生报告，以保证及时给予止血剂。

③术后患者应避免剧烈咳嗽或用力排便，降低腹内压增高的风险。护理人员需要经常帮助患者叩背辅助排痰，或进行雾化吸入。在肠功能恢复后，应选择粗纤维食物摄入，如有需要，可使用缓泻剂。

（4）膀胱痉挛的观察与护理：膀胱痉挛常见的原因主要有手术创面出血、疼痛，导尿管牵引，水囊压迫后尿道及膀胱痉挛的刺激，引流管堵塞，冲洗液温度不当，患者精神紧张等。患者发生膀胱痉挛时，出现膀胱痉挛性疼痛，强烈的便意及尿意，尿液可不自主的从尿道溢出。

①首先排除导尿管有无堵塞，确保引流通畅。如有血块，及时冲洗。冲洗液温度要适宜，冬季保持32℃~35℃，夏季22℃~25℃。

②积极镇痛、止血，轻症患者加强心理护理，消除紧张情绪，嘱患者深呼吸，全身放松，保持安静，尽量减少对膀胱的不良刺激。症状轻重的患者，给予硬膜外镇痛泵等方法止痛。

4.留置尿管拔除后的观察与护理术后48h膀胱冲洗无血性液流出，引流液澄清，活动后无出血，可适当减慢冲洗速度直至停

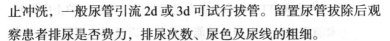

止冲洗，一般尿管引流 2d 或 3d 可试行拔管。留置尿管拔除后观察患者排尿是否费力，排尿次数、尿色及尿线的粗细。

（1）假性尿失禁患者继续指导患者做肛提肌的锻炼，鼓励患者多饮水，消除患者多饮水会加重尿失禁的错误认识，说明原理，指导患者白天增加饮水量，夜间临睡前则减少饮水量，以免影响患者睡眠，同时口服泌尿灵、特拉唑嗪等药物。

（2）急性尿潴留患者重新留置导尿，并说明原因，消除患者紧张心理，预防尿路感染，拔除导尿管之前鼓励患者一定争取自行排尿，增加信心。

（3）勤换内衣裤，保持局部干燥清洁，防止感染。

（4）保持大便通畅，因解便用力易引起出血。

（三）经尿道前列腺电切术并发症的预防及护理

1. 术中并发症的预防及护理

（1）尿道电切综合征（TURS）：TURS 为 TURP 最严重的并发症。其发生率为 2.0% ~ 2.9%，病死率为 0.6% ~ 1.6%。原因由于冲洗液经切面上的静脉窦、前列腺包膜大量吸收而产生浠释性的低血钠和高血容量。

①控制手术时间在 60min 以内，掌握电切深度，避免前列腺包膜穿孔。

②根据手术进展情况随时调整输液速度、冲洗液滴速和高度，理想的冲洗液高度 60 ~ 80cm。

③常规面罩吸氧，监测生命体征，观察患者颈静脉有无怒张。

④监测电解质、血气、Hb 以助早期诊断。

⑤患者出现烦躁不安、恶心、呼吸困难等症状时要警惕 TURS 的前期表现，及时汇报医生。

(2) 术中出血：TURP 术中出血是常见的并发症。护士应做到：

① 术前了解患者出凝血功能，术前一周是否停用阿司匹林等药物。

② 术中保持冲洗液通畅，若冲洗液颜色加深，要警惕大出血可能，积极处理，必要时输血。严密监测生命体征、意识的变化、血常规及凝血功能。

(3) 尿外渗及穿孔：多由于电切过深及大量冲洗液充盈、膀胱过胀所造成。

① 手术过程中需经常放空膀胱，检查下腹部有无膀胱两侧饱满，观察放出量和注入量，若放出量明显低于注入量时，警惕外渗或穿孔。

② 导尿管被血凝块阻塞可加重外渗，应确保尿管通畅。

③ 观察患者有无烦躁不安，面色仓白，出汗，呼吸困难，血压下降，脉搏增快等。

(4) 术中低体温：术中低体温常见，约有 50% ~ 80%，体温低下（< 36℃）。体温下降引起患者寒战，全身耗氧量增加，易诱发心绞痛、心肌梗死等危及患者生命。

① 维持室温在 25 ~ 27℃；② 减少身体暴露部分，用棉被盖住手术区之外的身体部位，减少热量散失；③ 控制麻醉和手术时间在 60min 以内；④ 膀胱冲洗液用电恒箱加热，使冲洗液温度达到 25℃。

2. 术后并发症的预防及护理

(1) 防止尿管阻塞：术后留置三腔尿管持续膀胱冲洗，防止血块阻塞尿管。

① 值得注意的是患者返回病房途中，冲洗不间断，冲洗装置高度以 60 ~ 80cm 为宜。

②正确连接三腔气囊导尿管的出水口和进水口。出水口使用内径大节头，保证引流通畅，外接像皮管引流管以便挤压，预防血块阻塞，长度以 60~80cm 为宜，防止扭曲、折叠。

③据冲洗液颜色调节冲洗液的滴速。手术当天，80~100 滴/分，次日据冲洗液颜色停止冲洗或减慢冲洗。为确保冲洗途中不中断，最好使用双头冲洗管接 2 袋 3000mL 袋装生理氯化钠，一袋冲洗另一袋插好备用，杜绝途中冲洗停顿现象发生。

④若引流不畅或冲洗液不滴时可双手挤压外接引流管的近端即脉冲式的冲洗膀胱 3~5min 或及时抽吸血块或加快冲洗速度，防止膀胱填塞加重出血。

（2）继发出血是护理重点

①早期出血发生在术后 24h 之内，其发生可能与手术过程中止血的不够彻底、创伤面渗血、术前抗凝剂的服用、膀胱的痉挛、高血压、气囊尿管球囊破裂或球囊滑入前列腺窝内等有关。

处理方法：对球囊的位置进行调整或将水囊容量增加，加大尿管牵引力度使水囊压迫前列腺窝而止血；选择质量较好导尿管，从而避免石蜡油的使用，防止气囊破裂；通过术前口服非那雄胺实现腺体体积的收缩，减少手术过程中的出血；若在采用以上处理方法后，仍能观察到冲洗液的颜色较深，且有大量凝血块，则应该立即实施内镜下血块清除术。

护理要点：准确判断冲洗液颜色是否异常，当发现有活动性出血的趋势时，要保持沉着镇静，避免给患者带来恐慌感，使得出血加重，对患者及家属进行安慰，并配合医生实施抢救；对生命体征和血液常规进行检测。

②出血发生于术后 1~4 周内，常由于坏死凝固层脱落或前列腺窝感染、腹压突然增加等所致。这时应该叮嘱患者注意避免

过度的活动、运动或剧烈咳嗽；多食蔬菜水果，避免饮酒或摄入辛辣的食物；若发生便秘时，应采用缓泻剂，避免用力排便。术后切记不要灌肠或肛管排气，以免对前列腺窝造成损伤，导致出血。适当的活动和运动，3个月内禁止性生活。

（3）膀胱痉挛：膀胱痉挛的发生，极易引发术后的继发性出血，术后发生率高达 40 ~ 50%。其可能发生的主要表现为：尿意急迫、肛门坠胀、膀胱和尿道阵发性痉挛性收缩产生疼痛感，同时尿道外口流出血性液体，严重的患者，甚至会因为剧烈的疼痛引发心脑血管的疾病。①对于尿管水囊压迫引起的膀胱痉挛处理方法为，使用注射器抽出 2 ~ 3mL 水囊内的液体，从而缓解膀胱颈受到的压力。②对于血块刺激引起的膀胱痉挛，需要及时将血块抽吸清除，保持尿道通畅。

③避免冷盐水刺激，采用 25℃ 生理盐水冲洗膀胱，可减轻此并发症。

④如因膀胱功能性收缩引起，使用药物治疗。吲哚美辛栓直肠给药，吸收快、镇痛效果好。口服托特罗定片也可缓解症状。

⑤近年来采用硬膜外自控镇痛泵（PCEA），可抑制膀胱痉挛，有效缓解疼痛，取得了确切的效果。

⑥术前告知患者可能发生上述不适症状，让患者有思想准备，积极应对，放松训练、分散注意力可缓解痉挛。

（4）深静脉栓塞：TURP 手术取截石位，小腿后部在支架上长时间受压，血流不畅，加上老年患者血粘稠度高、术后卧床易发生深静脉栓塞。

①术中使用高统弹力长袜。

②手术后适当活动及协助按摩双下肢，2 ~ 3 次 /d，10min/ 次。

③常规应用间歇式充气压力装置，每日 2 次，30 ~ 60min/ 次。

④停止冲洗后，更换尿袋，在医护人员的指导下尽早下床活动。

⑤避免使用止血药，必要时可应用小剂量肝素等药物预防。

（5）急性睾丸附睾炎：发生于术后 1～4 周，主要是尿道内的细菌经射精管、输精管逆行感染而造成。

①留置尿管每日用安尔碘消毒尿道口 2 次，严格无菌操作。

②监测体温，有无畏寒、发热等症状。观察阴囊、睾丸有无红肿、疼痛。继发睾丸炎时应托高阴囊，辅以 33% 硫酸镁溶液外敷或红外线灯照射。

③遵医嘱使用抗生素预防感染。

（6）术后排尿困难与尿潴留：术后拔出尿管，排尿不畅占 6.5%，因血块阻塞、尿道黏膜水肿、逼尿肌无力、残余前列腺组织形成"活瓣"等所致。远期出现排尿困难，应考虑尿道狭窄，定期行尿道扩张或再次手术。

①了解排尿困难程度如排尿费力、排尿时间延长、尿线变细等。必要时再次留置尿管延迟拔管。

②选择在膀胱充盈时拔除导尿管可提早恢复患者的自然排尿成功率。

③鼓励患者饮水，每天至少 3000mL 左右，冲洗尿路。

④帮助患者分析排尿不畅的原因，树立信心，积极配合治疗。

（7）尿失禁：尿管拔出后，由于受到手术的影响，不稳定的旁观憋尿肌会出现无抑制性的收缩，从而出现急迫性的尿失禁。

①向患者解释术后的尿失禁是暂时性的，不需要紧张，症状会在数天或数周内得到缓解，3 个月后排尿便会恢复正常。

②向患者教授盆底肌肉锻炼方法，将尿失禁病程缩短。

③通过热敷或电刺激膀胱区和会阴进行治疗。

④注重可能存在的感染因素的控制，留中段尿进行尿常规检查及尿培养。

⑤对于真性尿失禁患者，可使用假性尿袋，注重会阴部位皮肤的护理并对患者进行心理上的疏导。

(四) 出院指导

指导患者适当休息，出院后3个月内避免过度活动，严禁抬举重物、骑车、跑步、性生活等，以免引起出血。合理膳食，多食新鲜的蔬菜、水果，忌烟、酒及辛辣刺激性食物，多饮水，保持大便通畅。保证会阴部位清洁，避免逆行感染的发生。另外，术后1~3个月期间，需每隔十天进行一次尿常规检查，以便判断是否有出血或感染。日常生活中需要注意保暖，增强自身抵抗力，避免呼吸道感染和尿潴留发生。加强对排尿情况的观察，当尿液变细，排尿困难及血尿等异常情况发生时，需及时返院进行复查。

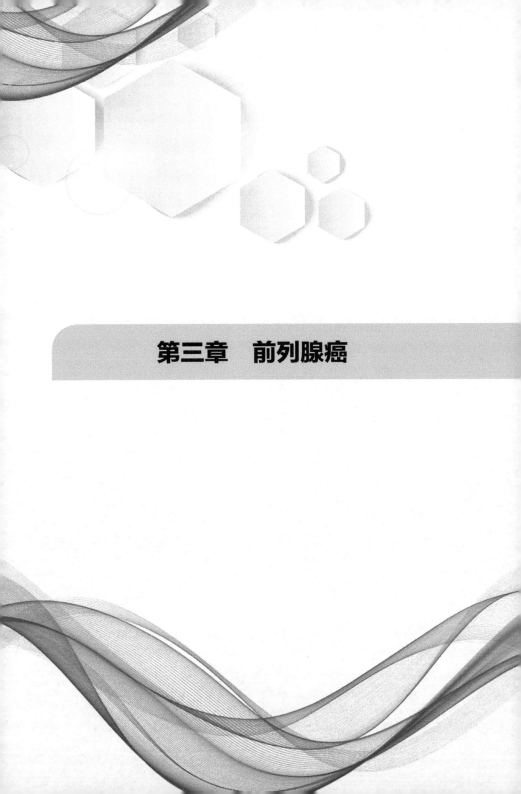

第三章　前列腺癌

第一节 流行病学与病因机制

前列腺癌的恶化率相对较高，但一般生长缓慢，平均倍增时间较长，转移较慢。一般情况下，偶发癌易发生在前列腺的移行带。而临床癌更易发生于前列腺的外周带（占70%），只有少数发生在移行带（占10~20%）。前者进展时，很少会跨过中线，通常会沿射精管侵入精囊或者沿着神经血管束侵入包膜外的间隙。后者进展时，更易沿着腺体的前缘跨过中线，侵及膀胱径。随着研究的深入，近年有研究者发现：非典型腺瘤样增生（AAH）和前列腺上皮内瘤（PIN），可能分别对应着移行带和外周带的癌前病变，具有上皮增生和基底细胞层轻度破裂的特点。有新闻报道称，有无前列腺癌均能检出PIN，前列腺癌中约存在80%，无前列腺癌时则为40%。针刺活检发现高级PIN（Ⅱ、Ⅲ级，分泌细胞层呈现拥挤状，细胞核及核仁增大，其中约有2%在高倍镜视野中显示早期间质微浸润）应诊断为前列腺癌。但是，AAH和PIN均无法准确预测，其未来将发展为局灶癌还是浸润癌。

一、流行病学

前列腺癌具有因人而异，自然史独特多变的特点。可能潜伏多年长期不被发现，也可能表现为高发病、高病死率的恶性肿瘤。临床上，前列腺肿瘤主要划分为以下三种：临床癌，潜伏癌，偶发癌。其中临床癌是指因局部症状就诊时发现的癌症；潜伏癌是无临床症状，在其他原因进行前列腺检查时发现的癌症；偶发癌则为前列腺增生手术过程中，偶然发现的癌症。

(一) 前列腺潜伏癌

作为一种发病率较高的人体中常见的肿瘤，前列腺癌在各国尸检发现的发病率仅差 2.4 倍。其中北美的发病率最高，且发病率随年龄的增长而增高；中国的发病率最低，70 岁以上人群发病率为 25%。潜伏癌组织学上显示为前列腺癌，但一般不会发展为临床癌，因此也有学者认为，潜伏癌和临床癌的生物学行为是不同的，建议不对潜伏癌进行处理。不过近年来有研究发现，潜伏癌虽然在自发现时间起的五年内进展较少，但在 10 年内有 10%～25% 进展为临床癌，因此年轻人仍需加强观察。

(二) 前列腺偶发癌

偶发癌即为偶然发现的癌症病灶，前列腺增生手术标本的检查方法与其发生率有直接关系。其发现率占良性前列腺增生手术的 8%～22%，我国约为 4.9%。

偶发癌约占临床诊断的前列腺癌的 10%～20%，偶发癌在 Whitmore 分期中，均属于 A 期。Jewett 则根据 A 期前列腺癌是处于静止潜伏状态，还是具有低级生物学潜能，将其划分为 A1 期和 A2 期。长期随访资料表明，A1 期偶发癌实际就是常见的手术中发现的潜伏癌，其自然病史长，进展为临床癌比率的较少，诊断后 10 年中，仅有 10%～15% 进展，病死率＜5%，但随病程的延长，进展的危险会增加，因此需对年轻患者保持紧密观察。而 A2 期偶发癌则有 1/3 会进展成为临床癌，5 年进展率约为 35%，病死率可达 20%。另外 A2 期的预后，会明显劣于 A1 期，所以一旦发现，需要尽快给予积极治疗。

(三) 前列腺临床癌

1. 前列腺临床癌发病率的地区性差异

世界范围内，前列腺癌的发病率具有明显的地域性差异。美国黑人男性的发病率最高，可达 64～102 人／每 10 万人口；亚洲和非洲男性发病率最低，为 0.2～2.0 人／每 10 万人口，二者具有高达百倍的差距。另外，发展中国家的发病率，会明显低于发达国家。目前每十万男性人口中，世界各国家／地区发病情况大致如下：加拿大、南美、斯堪的纳维亚、瑞士、大洋洲 30～50 人；欧洲多数国家 20 人；中国 2.4 人，日本 4.5 人，印度等亚洲国家均＜10 人，其中以色列 20 人。

2. 前列腺临床癌发病率的种族性差异

前列腺癌的发病率是存在明显的种族性差异的。1983～1988 年，黑人发病率为 82.0 人／每 10 万人口男性，白人则仅为 61.8 人／每 10 万人口男性。80 岁时，黑人发病率为 1600 人／每 10 万人口男性，白人为 1200 人／每 10 万人口男性。更加有趣的是，亚洲 (黄种) 人发病率＜10 人／每 10 万人口男性，当黄种人移居美国或欧洲后，虽然发病率会显著上升，但仍显著低于黑人和白人。

3. 前列腺癌发病率与年龄的关系

1996 年有报道称，Boyle 等将 50～85 岁每 5 岁划分为一个年龄段，那么可以发现，前列腺癌的发病几率，后一年龄段会较前一年龄段增加 21%～62%。在美国，前列腺癌发病率在 40 岁时仅为 1～2 人／每 10 万人口男性，80 岁时则会上升至 1200～1600 人／每 10 万人口男性。

(四) 前列腺癌发病率趋势

根据 160 个癌登记资料统计来看，全世界每年前列腺癌发病率增长 3%，尽管每年各国增长幅度都不相同，不过均呈出明显的增长趋势。其中南欧（匈牙利、西班牙、意大利）每5年增长20%以上；1979年，法国为21.1人/每10万人口男性，到1990年已经上升为45人/每10万人口男性；中国上海虽然发病率较低，不过也呈现出增长的态势，20世纪60年代为0.48人/每10万人口男性，20世纪90年代已经上升为2.4人/每10万人口男性；香港、新加坡华人增长更为迅速。近年来，前列腺癌的发病率随着PSA的广泛应用明显增加。1978～1982年，美国西雅图发病率仅为63.7人/每10万人口男性，到1991年上升为459人/每10万人口男性。

（五）前列腺癌病死率趋势

前列腺癌病死率应以能够说明死亡与前列腺癌有关的死亡证明为准，是指特定人口于特定时间内，每年每10万人口死于该种癌症的死亡人数。人口构成中存在年龄差异，因此还需先用年龄标化进行校正。

有两点值得注意的是：第一，年龄调整病死率高于特定年龄段35～64岁。第二，全部年龄调整病死率的增长，比特定年龄段35～64岁更快。

整体来说，在1990年以前，世界各国不同的出生人群，前列腺癌导致死亡的相对危险性是逐渐上升的，1990年以后则趋于稳定。与此相反的是，美国的前列腺癌病死率在1985年至1993年之间逐渐下降。随着诊断技术的不断进步，病死率逐渐稳定甚至下降，预后良好的潜伏癌和早期临床癌，正越来越多地被发现。早期临床癌很容易获得有效治疗，甚至痊愈。因此，发病率的增加并不会对病死率造成影响。

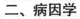

二、病因学

家族式、饮食和激素，是流行病学研究发现的前列腺癌发病的三大主要因素。除此之外的几个危险因素，也因在不同人群研究中的重复出现而受到了重视。目前认为，包含部分已熟悉的危险因素在内，均可以用相同的"激素对前列腺上皮影响"的假设进行解释。我们正努力将这一流行病学观察所得的结果与该假设进行统一。

(一) 地区和种族差异

前列腺癌发病率的地区性与种族差异性，在人口统计学研究中也有体现。就目前的研究结果来看：世界范围内，非洲裔美国男性发病率最高，而亚洲裔男性最低。既往报道中显示：高危人群与低危人群的发病率可相差 50～100 倍之多，差异产生的主要原因，可能与不同种族激素水平不同有关。另一个原因则是，不同人群检测前列腺癌策略存在差异，PSA 应用与否也会影响该比率。

(二) 雄激素在前列腺癌发生中的作用

经过过去十年的探索，人们已经意识到，正常细胞需要经过一系列遗传学上的改变才会转变为恶性细胞。虽然机制会存在差异，但是一定会经过细胞的分裂过程，因此细胞分裂是整个机制中最为基础的环节。前列腺细胞的分裂是会受到雄激素控制的，睾酮 (T) 为人类循环血中的主要雄激素，睾酮弥散到前列腺上皮中，会迅速地转变为具有更高代谢活性的双氢睾酮 (DHT)，此过程不可逆。DHT 与雄激素受体结合 (睾酮亦与雄激素受体结合，但亲和力较低) 后，该雄激素受体复合物会跨膜转移到细胞核内，激活受雄激素诱导的基因，其中就包括控制细胞分裂的基因。因此，如果细胞分裂在前列腺癌的发生过程中，能够起到重要作用，那么对遗传学及环境对雄激素分泌和代谢影响的探讨，就十分有必要，我们可以此为线索找到前列腺癌的病因。

(三) 外源性因素

1. 饮食：据统计，在日本，男性得前列腺癌的机率，相对于北美来说要低得多，大约只有北美的 1/30，这似乎与遗传基因存在一定的联系。调查表明，日本的移民在北美居住几十年之后，大约 1～2 代后，他们的后代子孙得前列腺癌的死亡人数就降到了当地此病的死亡人数的 1/2。这一调查结果表明，遗传基因并非前列腺癌得病的重要因素，饮食习惯和生活习惯及生活环境，可能才是决定性因素。大家都知道，东西方在饮食上有很大的差异，东方以素食为主，西方以肉、奶为主。素食模式是低脂肪和高纤维，而肉食模式是高脂肪低纤维的。经过长期的观察和研究表明，西方的这种饮食模式习惯与现代许多高发病如癌症、心脑血管病、高血压等有非常密切的关系。所以前列腺癌作为癌症的一种，要想减少和降低其发病率，还要从饮食下手，增加素食的植物性营养成分的摄入是非常必要的，因而近期人们的研究关注点，聚焦在了脂肪、维生素 A 及富含维生素的食物、维生素 D 代谢产物、植物雌激素等。

(1) 脂肪：东西方饮食习惯的差异，以及东西方男性得前列腺癌的比例差异，使得研究人员推想，人们得前列腺癌的机率与所食用的脂肪量有关，这种推想并不是凭空而出，而是已经有20 多年的病例对照观察和跟踪调查的资料为基础。跟踪调查结果表明，不管是存在何种危险系数的前列腺癌患者，食用脂肪越多的患者，患前列腺癌的机率越高，因而人们自然而然猜测到摄入的脂肪量与产生前列腺癌与否有关。但是脂肪分动物性脂肪、植物性脂肪、饱和性脂肪、不饱和性脂肪，它们与前列腺癌的关系和影响，科学目前尚未研究清楚。

除了这种病例对照式的研究脂肪与前列腺癌关系的方法之外，研究人员还实施了许多的前瞻性研究，前瞻性研究能够实现对研究对象本质的潜在性挖掘，提前把握具有潜力的对象或患者的情况，这种研究方法与病例研究相比有很大的优势，因为在疾病发生以前已收集了饮食史，所以能消除回忆性误差。

前瞻性研究还涉及到了人们得前列腺癌与食用脂肪的关系研究。在美国的夏威夷，前瞻性研究工作分两组进行：其中一组以单一种族的美籍日裔为调查研究对象，共涉及人员达8000位，其间有174位研究对象得了前列腺癌，但是他们的饮食是在统一的管理和分配之下，不存在脂肪摄入的差异，所以与脂肪没有关系。另外一组中，研究对象不分种族，研究对象数量非常之大，高达20000余例之多，跟踪期间有198例调查对象定性为前列腺癌偶发癌。研究结果表明，食用动物类脂肪多的男性，得前列腺癌的机率比食用少的高出60%，前列腺癌与脂肪摄入有关，在这一组中得到初步的证实。截止到目前，医疗卫生从业人员进行的涉及面最大最广的一次前瞻性研究，是一个长达四年的随访研究，研究对象多达47855位，他们的年龄在40—75岁之间，共完成了131项关于饮食的调查问卷。在这四年之中，有300位研究对象确诊为前列腺癌。他们当中按脂肪摄入量从高到低排列的话，前4位男性比后4位得此癌的机率高出80%，而且这个尚属保守数据，因为这并没有包括体检指标发现前列腺异常，但还没有出现任何症状的，但这足以证明，前列腺癌与动物性脂肪有关，而这些脂肪大都来自红肉而非白肉中。

在前瞻性研究中，有一项检测是把前列腺癌者的血浆与健康者或尚无症状的未发病者的血浆进行对比，证实了某些特定的脂肪成分对罹患前列腺癌有推波助澜的作用，如 α - 亚麻精（十八碳三烯酸甘油酯），它主要存在于红肉当中。通过对 120 例前列腺癌患者的血浆进行抽样研究，α - 亚麻精浓度越高病情越重，最高的前 4 位，比最低的 4 位，病情严重程度要超出 3 倍之多。

脂肪的摄入对前列腺癌有关系，虽然已得到证实，但目前的研究只能说，仅揭开了它们神秘关联性的冰山一角，有更多的未知因素在等待人们去研究探索。有研究人员倡议，用激素来改变或影响前列腺癌的发生机率，他们做了两种试验：一种是让研究对象摄入低脂肪但热量相同的食物；第二种是让研究对象要么持续保持食用要么间或性地食用乳类和素食。这两种试验都证明了一个问题：脂肪——尤其是动物性脂肪的摄入量，与血液中的睾甾酮是成正比的，而睾甾酮的多少，对男女性身体健康起着很重要的作用。

（2）维生素 A 及 β - 胡萝卜素：β - 胡萝卜素是抗氧化剂，可以使破坏 DNA 的自由基失活，而自由基可造成突变或与肿瘤发生有关的其他遗传学改变。β - 胡萝卜素除具有清除活性氧合自由基而发挥其抗氧化作用外，还有促进细胞间隙连续点通信和刺激免疫功能的作用。细胞间隙连续点通信是保证细胞正常生长和分化的重要机制，一旦遭到破坏就可能在某些因子的作用下导致细胞恶变。维生素 A 在细胞分化和增强细胞膜通透性中具有重要作用，因而可将其作为化学防癌剂，这一点也引起研究人员相当大的兴趣。在一项涵盖 256118 例日本人的前瞻性研究中，每日摄入绿色、黄色蔬菜——β - 胡萝卜素的主要来源，结果前列腺癌的病死率下降 60%。随后有大量的研究在某些方面阐明了维生素 A 复合物与前列腺癌危险性的关系。然而，很多研究发现随着维生素 A 摄入的增加，前列腺癌危险性也增加，但另外很多研究则相反。文献似乎更支持 β - 胡萝卜素的保护作用，但研究结果亦不很一致。除了有关饮食的研究，还有 4 项前瞻性研究和 1 项病例对照研究，探讨血浆维生素 A 化合物的水平和前列腺癌危险性的关系。这些研究较一致地观察到前列腺癌患者较对照组维生素 A 水平较低，但都未经过统计学检验。总体来讲，维生素 A 复合物改变前列腺癌危险性的流行病学证据还不确凿。

（3）维生素 D：在过去的几年里，尽管当下可考究的相关文献资料尚且有限，维生素 D 的摄入和前列腺癌病症程度的关系日益引起关注。1，25- 二羟基维生素 D[1，25(OH)2-D] 是人类维生素 D 的一种活性代谢物，它能够促进前列腺的细胞分化，比如抑制培养正常的前列腺上皮细胞、促进前列腺癌上皮组织的增生等。在临床上尚未认识到，关于饮食结构和受紫外线照射后合成的维生素 D，各自与前列腺癌的关系，也不确定经光照射生成的维生素 D 与人体组织中 1，25- 二羟基维生素 D 之间的联系，但是在一项前瞻性研究中发现，正常人血浆中的 1，25- 二羟基维生素 D 的水平，明显比罹患前列腺癌者要高得多。

（4）植物雌激素：不断有科学研究表明，摄入豆制品、水果、蔬菜能有效降低多种肿瘤的发生概率，而亚洲男性前列腺癌的发病率，比其他洲的男性低很多，是因为亚洲人喜好摄入蔬菜、水果、豆类等植物。进一步研究表明，植物体内所具有的雌激素产生了抗癌的作用。植物雌激素是天然存在于植物中的非甾体类化合物，例如果蔬中的黄酮类物质、谷物中含有的木脂素、大豆中含有的异黄酮，都具有生物活性中的弱雌激素。对不同动物实验中，动物在摄入植物后，可以有效抑制肿瘤。相反的，实验中动物并没有因为摄入植物而导致肿瘤的发生。在对亚洲男性血液检测时发现，其中所含的植物雌性激素代谢物，远远高于白种人，由此可见，植物雌激素对前列腺癌有抑制作用。植物雌激素的化合物利用特有的机制，或者是对前列腺雄性激素的弱性竞争，作用于受体的结合位点中。再深入研究后，发现植物雌激素能够抑制酶的活性，比如 DNA 端粒酶、酪氨酸特异性蛋白激酶、芳香化酶还有 5α-还原酶。能够抗氧化、控制血管形成，达到抗肿瘤的效果。

2. 性传播疾病流行病学专家通过大量研究发现：性病的传播增加了前列腺癌的危险性，特别是淋病，有淋病史的男性，比健康男性得前列腺癌概率增加了 2 到 3 倍。他们分析了患者所讲述的关于自己的各种性活动，比如性伴侣个数、性交的频率、第一次性交年龄、性病史等，再与前列腺癌的情况相结合，才得出了上述结论。但是要患者准确描述具体情况还是困难的。到目前为止，不论是实验还是流行病学的资料，都不能明确证明性传播直接导致前列腺癌。也就是说，只能证明个体的性病传播体现了性活动，继而反映雄激素的情况。

3. 输精管结扎术 Honda 等最早提出结扎手术和前列腺癌存在直接的关系。他们的统计学研究表明，小于 60 岁且比较年轻的男性当中，做结扎手术的时间越长，得前列腺癌的危险系数会越高，但是在所有年龄段男性中，这种关系并不明显。在美国，超过 40 岁的男性当中，有 15% 做过输精管结扎术，所以他们认为，这两者关系非常重要。Giovannuci 等做了 1 项序列研究和 5 项对照病例，并对这些研究进行后期分析，得出做完结扎术后，得前列腺癌的可能性提高了 50%，而且随着时间越长，危险越大。但是在另外一项病例对照中，有各种不同人种的分组，都没有绝对证据证明两者之间存在关系，尽管如此，绝大部分研究

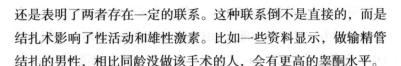

还是表明了两者存在一定的联系。这种联系倒不是直接的，而是结扎术影响了性活动和雄性激素。比如一些资料显示，做输精管结扎的男性，相比同龄没做该手术的人，会有更高的睾酮水平。

（四）内源性因素

1. 激素影响激素对前列腺的作用巨大，能够控制上皮的增生还有生长，所以前列腺出现异常，像肿瘤的产生，也与激素密不可分。

对于激素和前列腺疾病的研究非常复杂，所以不管是在前列腺组织内或者是在血清中，各种激素像雄激素的水平研究，结果都有区别，没办法明显解释清楚。

部分健康男性体内带有不一样的前列腺癌危险因素，对这部分男性进行各种激素种类的横向对比，具有很大的研究意义。通过这些非直接但确切的证据证明，前列腺癌与雄激素存在一定关系。比如，Ross 等其他研究人员发现，在男性青年一生中，前列腺癌的发病率，美籍非裔是美籍白人的两倍，美籍非裔的循环睾酮水平同样高了差不多15%。如果用别的已知循环中对于睾酮的决定因素来解释这种差别是行不通的。别的研究人员也发现，虽然美籍非裔男性睾酮水平更高，但随着年龄不断增加，这种差别就消失了。当然，Ross 和同事的研究也预测到了这种情况。他们将睾酮水平的改变，对前列腺组织衰老和细胞动力学产生的作用进行研究，证实了美籍非洲裔和美籍白人的睾酮差异，终身就有15% 这么大的差距，所以很难说明两组之间与前列腺癌的真正差别。

亚洲男性前列腺癌得病率比较低，其体内循环睾酮水平特别低下，从横向资料中可以分析出，睾酮在前列腺中代谢的情况，亚洲男性与非洲男性和美籍白人就存在差异。由此看出，睾酮在还原酶如 5cr 的作用过程中，才能成为还原型 DHT，同时具有代谢的活力。只有一小部分 DHT 进入前列腺的循环，大部分的 DHT 代谢为雄甾醇、5a- 雄激素、雄甾酮，其中雄甾酮由 3cr 羟类固醇脱氢酶进行代谢，含量微小，进入血液循环之前，这些代谢物还是需要和葡萄糖醛酸相互融合。Ross 等人证明，在日本本地的青年男性和美籍非裔或者白人对比，这些激素最少低 25%。Lookingbill 等人也证明了，在香港地区生活的华人和白人也有这种相似的差别。

结合以上的资料显示，可能是前列腺 5cr 还原酶的活性不同和睾酮分泌，造成了种族不同，前列腺癌得病概率不同。

通过对动物的实验，进一步证明了雄激素对前列腺癌发生造成的影响。根据之前经验，很难建立起前列腺癌的不同实验动物模型。在 20 世纪 70 年代，Noble 等给一种大鼠中注入睾酮，最终形成了前列腺癌。之后，其他研究者用不同的方法也造成了前列腺癌，能够得到这种重复性效果比较不错的前列腺癌动物模型，关键还是使用了雄激素作为最主要或者协助药物。

2. 遗传学如果从概念上解释，胚胎性和躯体性是区分两种和肿瘤相关的遗传学改变。两者既有区别也有相互联系，而后者往往会受到环境因素的影响，然后特别地局限在某个受累器官。大部分情况下，引起肿瘤发生并不断发展，是由于一定序列的多发遗传更改。胚胎性的遗传位点有些与肿瘤相关，也只能说明有发生该病的概率而已。事实上，这些单纯的遗传性基因诱发癌，基本不会造成肿瘤，对人类也没有太大的危险性。在人群中有很高潜在危险性的，经常看到的，是绝对危险性非常低的易感基因。这些基因很可能相互之间协同作用，间接地引起肿瘤，增加了致癌的危险性，而且会对一些特定的肿瘤带来各种的病因。

（1）胚胎性倾向：前列腺癌具有家族遗传性，通过多年对前列腺癌患病的研究表明，直系男性亲属对患病影响最大，家中有一级男性亲属患前列腺癌的男性患病几率，比普通人大五倍，患病亲属越多，患病几率越高，两个亲属以上的，可高达普通人的十倍。因此，前列腺癌患病几率与家族患病亲属有十分紧密的联系。遗传性前列腺癌与孟德尔单基因遗传有关，它常以肿瘤的形态呈现，发生在家族中的前列腺癌，分为遗传性和家族性。遗传性比较特异，数据显示，有少部分的遗传性前列腺癌与一种位点有关系，这个位点暂时未知，属于显性遗传基因，它发病的年龄比较早。然而比较常见的前列腺癌症，是家族性的前列腺癌，它不仅仅是基因与基因之间的相互作用，还与基因与环境的相互作用有关。前列腺癌的患病表现与雄性激素密切相关，因此专家假设，家族性疾病与雄性激素以及对雄性激素产生反应的前列腺上皮细胞有关，还有其他多重基因。

通过长时间的研究，可以看出，导致前列腺患病的一个大因素为雄性激素，经过 Hayes 等和 Narod 等的研究，显示出，在家族中前列腺癌症患病几率最大的是兄弟之间，并不是父子之间。兄弟间患前列腺病的概率，为父亲的两倍，甚至更多，这表明前列腺癌具有遗传性因素和家族性因素，而这种患病的联系，在兄弟之间更为紧密。兄弟间如果拥有相同的遗传性前列腺癌因素，其父亲不一定具有相同的因素。我们分别对四种人种做了研究，结果与预想相同，患者兄弟的发病率，要高于患者的父亲。同时我们又对患乳腺癌的女性进行了研究调查，在患乳腺癌的女性当中，并没有这种母女与姐妹之间的差别。这预示着病因可能与X染色体有关。x染色体上有一个基因是雄激素基因。经过 7 个 Uutah 家族研究可以得知，雄激素并不是前列腺癌的遗传形式，排除用的是负优势对数积分法，但这并不能说明雄激素不是前列腺癌的家族性倾向的一个因素，对于不具备家族性这一特征的人群，更不能排除雄激素受体的作用。男性继承的单个等位因素，是从母亲的 x 染色体上得到的。雄激素上与前列腺癌密切相关的，是体外显子 1 上的 2 个微卫星，雄激素的微卫星对受体的活性有影响，并且它还具有静止的多态性，这是一些男性患前列腺癌的一个重要因素，所以雄激素对前列腺癌的影响是非常大的。

除了雄激素受体以外，在前列腺中表达的甾类 II 型 5α- 还原酶基因也是患者患前列腺癌的一个重要基因，这种基因会转化为生理性前列腺雄激素 DHT，他是有这项基因的酶产物催化睾酮转化而来的，它影响细胞中的 dht 的水平和衍生物。针对于不同人种的研究表明，美籍非洲裔的血浆具有变异性。

除此之外，CYP17 基因（17α- 羟化酶；17/20 裂合酶）也与前列腺癌的患病有关。这种酶是由雄激素生物合成的，是一种限速酶。该基因在其 V 启动子区，有一个单碱基对的多态性，以及 2 个因为 MspAl 生成 / 破坏而容易检测的等位基因。这种多态性可能是活性的，在从 c 到 t 的转变过程中，会衍生出另一种顺式位点，这一位点的类型是 SP-1。一个家族中，若有女性患多囊卵巢或者男性患未成熟型秃顶，则有可能与含 c 的等位基因有关。

最后一个会影响前列腺患病的因素是维生素 D 受体（VDR）基因。维生素 d 在人体内会产生一种产物，这种产物维持着前列腺的生理。如果维生素 d 的等位基因产生了变异，对骨密度影响非常大，占 75%。这些等位基因的变异（在该位点的内含子中）与 mRNA3' 翻译区（3'-UTR）上其他多态性有连锁失衡。经过一些学者的调查，在体外转基因检测中的 3'-UTR 和两个等位基因，可以影响基因的稳定表达，它的影响率高达两倍，这两个等位基因也是最常见的等位基因。这种位点的等位基因如果产生变异，会影响 mRNA 稳定性，从而对 VDR 表达的数量产生影响。学者在研究中发现的具有 VDR 缺陷的等位基因，更证实了它对前列腺癌患病的影响。

影响肿瘤患病的形式是多基因性的，从一些前列腺癌的基因的数据来看，它可能影响前列腺癌的患病倾向。其他的基因也可能会影响前列腺的患病，他们对前列腺影响的渠道是非常精密的，但是长时间的影响会增大前列腺癌患病的几率，这些对于基因的研究，可以让我们对个体患病的概率进行估计，进行预防和治疗。

（2）躯体改变：如果原癌基因被激活，不管是一种还是多种，都会使细胞转为恶性细胞，另一个引发细胞转变的是抑癌基因的失活。引发这两个情况的，是多种躯体机制，促进细胞增生的基因，可能会激活原癌细胞，调节限制细胞增生的基因，可能会引起抑癌基因的失活。如今已经提出了使前列腺癌发生序贯改变的模型，它所涉及到的染色体非常广，包括肿瘤位点改变的 13、17 号染色体等，还包括 8、10、16 号染色体。除此之外，还有其他的因素，前列腺癌特异体细胞遗传学改变，包括 MXI1 基因（其产物与 Myc 癌蛋白竞争，抑制 Myc 激活基因的转录）的突变和解毒酶—谷胱肽 S 转移酶 Tt 基因的甲基化（与基因静止有关）。

前列腺癌还有一项遗传性改变，这项改变会影响性功能（gain-in-function），它会引起在雄激素受体（AR）激素结合区（HBD）发生突发变异，它会使细胞可以选择性增长，从而引发前列腺癌。这种突变可以使拮抗剂转变为兴奋剂的抗雄激素（如氟他胺），最早发现于前列腺细胞 LNCap（密码子 877）中 AR 的HBD 区，同样在前列腺癌的标本中发现了同样的突变。经过研究发现，前列腺癌的标本一共有八例，标本中突变的数量为一例，在另一项检测中（Gaddipati 等），发现有 1/4 的前列腺癌经尿道电切标本发生了突变。密码子 877 发生突变的概率非常高，因此可以初步判定，它是突变的高发点。荷兰的研究者发现，前列腺癌标本中的一个密码子 874 突变与 LNCap 密码子 877 的突变类似，会影响睾酮，DHT，雌二醇，和氟他胺，增生细胞。在 Taplin 等的研究中，有 10 例前列腺转移肿瘤 ARmRNA 的表达和突变。对于这些患者都进行了不同的治疗，治疗时间为 1 到四年，其中发现的突变标本为 5 例（均在 ARHBD 区），并且经过这一治疗过程，在无为标本中发现了三例已经接受过氟他胺的治疗，而其他的 2 例突变，也仅仅是在肿瘤转移后的转移瘤当中产生的，在原生肿瘤当中，并没有发生任何的突变。这两例突变，可以通过孕酮或雌素来实现。这一研究发现，可以进一步实现用氟他胺抑制肿瘤的扩大和转移，临床价值十分高。

还有一项 AR 遗传位点转变，对于进展性前列腺癌有影响，那就是基因扩增。这一基因扩增也可以作为去势治疗，和与性功能有关的突变相似。有些患者在接受激素治疗时，没有明显效果，这时便可以运用基因扩增的治疗。研究表明，在肿瘤细胞雌激素水平比较低时，AR 扩增的效果更加显著。

因此，假设 AR 基因是原癌基因的话，这基因在前列腺中的状态一切正常，但是可能会在肿瘤形成的过程中产生突变，还会产生基因扩增，因而具有选择性增生的优势，前提是在抑制前列腺上皮增生（例如去势治疗）的情况下可以克隆细胞。

因此，雌激素低狼性前列腺癌，可以显示出外科的分期治疗方案，但不能显示肿瘤的遗传特征。并且，多数来讲，雌激素对雄激素具有依赖性增生，这种认识可能导致新治疗策略的产生。

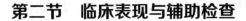

第二节 临床表现与辅助检查

一、临床表现

前列腺癌没有特征性的表现。前期症状不明显，病情不断发展会有不同的症状。很多时候前列腺癌最早的症状，并非尿道阻塞，而是局部产生扩散及骨转移。原来发生在外周带的临床癌，大多数是以直肠可触及无疼痛硬结作为表现；原来发生在移行带的偶发癌，大多数无症状，但是会以伴发的前列腺增生梗阻所产生的症状表现出来，有不断加重的尿流变慢、尿急、尿频、尿流中断、尿不净、排尿不畅甚至尿失禁，并不常见的有血尿。

在50岁以上人群发生前列腺癌时，可出现尿痛、尿频、尿线变细、尿路分叉、排尿不畅等。甚至会血尿，特别是终末血尿。肿瘤入侵到尿膜部，会导致尿失禁。入侵到直肠，会引起大便变细及排便不畅。腰骶部骨转移会引起腰部、骶部和坐骨神经痛。转移至肺则会引起咳嗽和咯血。当病情进入末期，会导致食欲下降、贫血、消瘦及全身无力等症状。

当前列腺增大一定范围，加上膀胱颈发生梗阻时，肿瘤发展才会出现症状。这时会有尿急、尿频、尿流变缓、排尿困难，严重的会有尿潴留等症状，个别患者会有血尿或发生转移的情况。当压迫到周围淋巴结或者侵犯到血管时，会导致下肢水肿，有骨转移者会导致腰背痛、下肢瘫痪等。常见病症有下面三组。

（一）梗阻症状

良性的前列腺增生症跟前列腺癌膀胱颈阻塞的症状类似，排尿困难情况会不断变化，开始只是尿线变细，慢慢会造成排尿费力、排尿不畅，最严重时会有滴尿不成线；尿急、尿频、血尿；

排尿会有疼痛感或者灼烧感；大腿上部、背部下部、骨盆处持续性疼痛。排尿异常的具体表现情况是尿流变缓、尿频、尿急、尿不尽、尿中断，严重的会导致排尿滴沥跟尿潴留。膀胱颈阻塞的过程具有两点临床意义。

1. 病程不断进展，与前列腺增生时病情进展缓慢不同。

2. 血尿并不常见。

特别要注意的情况是，尿道阻塞并非前列腺癌出现的最早症状，更多的情况是局部产生扩散和骨转移症状。只有到了晚期，肿瘤才入侵尿道周围腺体导致梗阻的症状。

（二）转移症状

当肿瘤入侵至包膜和它附近的神经周围淋巴管，会引起坐骨神经痛和会阴部疼痛。骨痛是 D 期症状的基本表现，具体是腰骶部及骨盆产生持续性疼痛，在床上时情况更加明显；影响到直肠时，会引起结肠梗阻或者排便困难；若前列腺癌侵入尿道膜部时，会导致尿失禁；产生的其他转移症状有淋巴结肿大、下肢水肿、病理性骨折、皮下转移结节等。

（三）全身症状

全身症状表现为消瘦乏力、低热、进行性贫血、恶病质或肾衰竭竭。

二、辅助检查

临床上大部分的前列腺癌患者筛查诊断，是利用直肠指检、通过直肠的 B 超检查、血清前列腺特异性抗原检测，系统性的对前列腺进行穿刺活检来取得组织病理学的诊断。前列腺特异抗原（即 PSA）加上直肠指检，是到现在为止所推崇的，发现早期前列腺癌最好的初筛办法。

（一）直肠指检（digitalrectalexamination，DRE）

直肠指检是必要的诊断过程，检查的方面主要是前列腺外形、大小、有无不规则肿块，肿块的硬度、大小、扩散范围以及精囊状况。肿瘤一般硬如石头，但个体差别很大，浸润的范围较广、产生间变病灶会比较软。大部分前列腺癌开始在前列腺的外周带，DRE诊断不管是对前列腺癌的早期和分期，都有重要意义。然后DRE会对PSA值造成影响，所以需要先进行PSA抽血再进行DRE。

（二）前列腺特异抗原(prostatespecificantigen，PSA)检查

PSA作为单一检测指标，跟TRUS(即经直肠超声)、DRE对比，在对前列腺癌阳性的诊断方面具有更高准确率，同时还能更精准地诊断局限性前列腺癌和提高根治前列腺癌的概率。

1.PSA生理与生化特性能够合成PSA的，唯有前列腺上皮细胞，是具有特异性的细胞定位。PSA是在前列腺上皮细胞中已经产生分化柱状的分泌细胞产生，基底细胞基本产生不了。它还是一种强大有力的蛋白分解酶，能够很快水解射精时造成的精液凝块，能够引导阴道、子宫的平滑肌进行收缩，对于精子活动很有帮助，对生殖生理学方面具有重要作用。在血清里的PSA存在形式是结合形式，游离型的PSA只有10%到20%，会以酶原或者无活性的一部分分解物形态存在。PSA的合成，是由雄激素对处于前列腺的上皮细胞中雄激素受体进行调控产生。

（1）PSA水平的影响因素：PSA具有很强稳定性，日夜的变化很小，在室内温度下储存24小时，只有降低3.1%。但是，疾病、体积、前列腺，受到损伤、药物作用都可能影响到血清PSA的测定准确值。

①前列腺损伤与PSA：任何对前列腺进行接触性检查以及

治疗，都会不可避免地提升血清 PSA，所以对 PSA 检测，一般安排在前列腺按摩之后 1 周，膀胱镜检测、直肠指检、导尿等检查的 48 小时之后，射精之后 24 小时，前列腺穿刺进行之后的 1 个月。

②前列腺疾病与 PSA：急性尿潴留会导致 PSA 升高。急性细菌性前列腺炎会导致 PSA 明显升高，感染后 5 到 7 天会达到最高峰植，8 周才能降到正常值。非细菌性前列腺炎对 PSA 没有影响。患有前列腺增生后，21% 到 47% 的病患身上的 PSA 值比正常高，它的程度跟增生速度和前列腺内腺的重量呈正相关，跟外腺的重量没有关系。患有前列腺癌时，会导致上皮血屏障破坏，从而让 PSA 直接进到血液中，使得 PSA 值升高，因此 PSA 升高比较显著时（> 10μg/L），患有前列腺癌的概率就远远超过前列腺增生。一般是病情越严重，PSA 会越高，然而一些到了晚期肿瘤的 PSA 数值，却比较正常或者仅升高一点。

③前列腺体积与 PSA：肿瘤和前列腺上皮体积都能对 PSA 造成影响。正常情况下，前列腺体积变得越大，血清 PSA 相应就越高。前列腺癌的体积也和 PSA 水平关系密切。1 克的肿瘤组织可让血清 PSA 升高 3.510μg/L，肿瘤体积大于 $3.0cm^3$ 时，PSA 多大于 10μg/L，但是大约有 18% 的患者，他们的单纯血清 PSA 升高跟体积并没有相关。

④年龄与 PSA：年龄对 PSA 的影响主要与前列腺逐渐增生、体积增大有关。我国前列腺增生（BPH）患者年龄特异性血清 PSA 值各年龄段分别为 40 ~ 49 岁 0 ~ 1.5μg/L，50 ~ 59 岁 0 ~ 3.0μg/L，60 ~ 69 岁 0 ~ 4.5μg/L，70 ~ 79 岁 0 ~ 5.5μg/L，> 80 岁 0 ~ 8.0μg/L。根据不同年龄段调整的 PSA 参考值能明显提高 60 岁以下男性的 PSA 敏感性和 70 岁以上男性的 PSA 特异性。

⑤药物与 PSA：部分用来医治前列腺增生症的药物会对血清 PSA 水平产生影响。Brown 等人员研究发现，服用高特灵（即特拉唑嗪）2 个月时间，PSA 会降低 24%，1 年时间会降低 26%；服用保列治（即非那雄胺）2 个月时间，PSA 会降低 49%，1 年时间会降低 71%。通过详细了解服药情况，对判断血清 PSA 有很高的临床意义。

（2）PSA 在前列腺癌诊断中的意义：62% 到 70% 的早期癌和 85% 到 100% 的晚期癌会增高 PSA，总的阳性概率达到了 69.0% 到 92.5%.Tan-dem-R 法是当前临床使用最多的 PSA 检测方法。

现在全球比较认同的观点是：血清总 PSA（即 tPSA）大于 4.0 μg/L 为非正常情况。对于第一次 PSA 异常患者需要进行复查。欧洲国家有关资料表明，若 tPSA 介于 4 到 10 μg/L 的时候，得前列腺癌的概率大于 25%。在中国前列腺癌发病的概率比较低，国内有关数据表明，当血清总的 PSA 值达到 4 到 10 μg/L 时，前列腺癌阳性率可达到 15.9%。普遍认为，当血清 PSA 大于 10 μg/L 时，阳性率检测可以达到 50%；PSA 大于 20 μg/L 就基本可以判定是前列腺癌。

① PSA 与肿瘤分期：大部分学者认为，肿瘤的浸润程度跟血清 PSA 有关联，但不完全一致。但是手术前进行 PSA 测定，可以给病理分期提供一定概率，当血清 PSA 小于 20 μg/L 时，一般没有骨转移，也不需要做骨扫描，当阴性的预测率达到 99.7% 的时候，PSA 为 20 到 50 μg/L，侵入淋巴结和精囊的概率为 65%，侵入前列腺包膜外的概率是 74%，血清大于 50 μg/L 时，多数发生转移，大约 2/3 存在淋巴结转移，有 90% 存在精囊浸润。除此之外，PSA 往往会比其他检测更早地发现有无骨转移，在临床证实骨转移前 3 ~ 6 个月 PSA 已持续升高。

②PSA 与肿瘤分级：研究表明，血清 PSA 水平与前列腺癌分化程度相关。一般而言，肿瘤分化越好 PSA 水平越低。如肿瘤分级 < Gleason3 级时，PSA < 10μg/L；肿瘤为 Gleason4 ~ 5 级时，PSA 可达 29μg/L；PSA > 50μg/L 时则肯定含有 Gleason4 ~ 5 级肿瘤，并可能已穿出包膜，侵及精囊，出现淋巴结或骨转移。然而，部分晚期肿瘤、未分化肿瘤、非激素依赖性肿瘤细胞分泌 PSA 的能力下降，可导致其 PSA 正常或仅轻度升高。

③PSA 与疗效监测及预后判定：PSA 测定，在治愈前列腺切除手术的各个疗程检测中非常有效。PSA 在术后会发生特征性变化，首先急速升高，然后会双向式下落，即当天急速降到术前水平，之后在数日慢慢降为零。手术后 2 到 3 周 PSA 会一直降，直到检测不出（即小于 0.4μg/L）表示肿瘤彻底得到切除，肿瘤复发概率小于 10%；术后 PSA 一直不下降，表示有转移癌；一直处在比较低的水平，表示肿瘤切除没有彻底，有部分残留癌或者尖部还残留腺体；下降之后又上升，表示肿瘤已经转移或者复发。

血清 PSA 变化，能反映放疗的效果和内分泌的治疗。内分泌治疗之后的 1 到 3 个月内，80% 患者的 PSA 降低 84% 到 90.6%，有 30% 患者降到正常水平，PSA 在 1 个月内降低 80% 以上，表明情况较好，生存概率比较高；3 个月内没有降到正常的患者，2 年之内都有肿瘤发展；一直不降低表示情况不太良好，治疗之后 PSA 没有下降反而上升的患者，表示肿瘤还在继续发展。

放疗会导致前列腺分泌 PSA 降低，正常情况放疗之后 6 个月，PSA 会下降到正常水平。对前列腺癌采用根治性放疗能治愈大概 20% 的 A、C 期病患，治愈患者血清 PSA 会一直处于较低水平，平均小于 0.5μg/L，其中有 67% 的 PSA 检测不出；

78%PSA 小于 1μg/L，当 PSA 大于 1μg/L 者，预后效果比较差。放疗失败患者的血清 PSA 大部分会迅速上升，原因是放疗期间已产生倍增时间更快的肿瘤细胞，比如 PSA 倍增时间加快（一般小于 4 个月），表示肿瘤恶化的程度更高。

2. PSA 应用于早期的前列腺癌诊断中　PSA 若升高，只是代表存在前列腺疾病，并无法判断一定是前列腺癌。早期前列腺癌和前列腺增生之间的血清 PSA 有很多的重叠区域，制约了 PSA 对前列腺癌筛查的价值。为了提高 PSA 对诊断早期的前列腺癌的特异性和敏感性，临床已经钻研出以下改良方法。

（1）游离 PSA(freePSA，简称 fPSA)：血清总 PSA（即 tPSA）与 fPSA 当作常规一起检测。最近的研究表明，血清游离 PSA 在筛查前列腺癌的作用上，比 tPSA 更精准。

当血清 tPSA 处于 4 到 10μg/L 时，fPSA 水平跟前列腺癌发生概率呈现负相关状态。若患者的 tPSA 在以上范围，fPSA/tPSA 小于 0.1，那就表示发生前列腺癌的概率达到 56%；相反的，如 fPSA/tPSA 大于 0.25，则发生前列腺癌的概率仅仅是 8%。国内一般认为，fPSA/tPSA 大于 0.16 是正常值；fPSA/tPSA 在 0.1 到 0.25，应进行前列腺活检。

（2）PSA 密度（PSAdensity，简称 PSAD）：是血清总 PSA 值跟前列腺体积之间的比值。当 PSAD 正常值小于 0.15，PSAD 能够鉴别前列腺癌和前列腺增生症。当病患 PSA 处于正常值最高限度或者稍微增高时，可以用 PSAD 指导医生来判断是否活检或者随访。在临床上，PSAD 可作为一个参考的指标。PSAD 大于 0.15 应经直肠 B 超、行前列腺指诊甚至活检，如果同时 PSA 为 4 到 10μg/L 时，那么前列腺癌发现率是 14.9%，PSAD 在鉴别增生和早期癌方面，比 PSA 更加准确。

（3）PSA 速率（PSAvelocity，简称 PSAV）：即连续观察血清 PSA 水平的变化，前列腺癌的 PSAV 显著高于前列腺增生和正常人。正常值为每年增长 < 0.75μg/L。如果 PSA 每年增长 > 0.75μg/L，应怀疑前列腺癌的可能。PSAV 比较适用于 PSA 值较低的年轻患者。在两年内至少检测三次 PSA。PSAV 计算公式如下。

$$PSAV=[(PSA2-PSA1)+(PSA3-PSA2)]/2$$

（三）前列腺的经直肠超声检查（transrectalultrasonography, TRUS）

常用的经直肠检查是前列腺超声检查中最准确的，但也可经尿道、会阴、腹部进行。对前列腺或其周围的可疑病灶和肿瘤大小的初步判断，都是可以在 TRUS 的引导下进行的。外周带的低回声病灶是前列腺癌最为明显的超声表现，少部分患者也会出现混合回声病灶、等回声病灶以及高回声病灶。包膜隆起或中断、精囊增大或消失以及腺体出现不对称等间接征象，都是伴随出现的。在前列腺癌的诊断和局部分期中，B 超是必不可少的检查，它对早期病灶，尤其是直径 < 5mm 的，有 68% 的阳性预测值；对于包膜和精囊的异常敏感性更是到达了 89% 和 100%。TRUS 在发现前列腺低回声病灶时，往往要与 BPH、PIN 也就是良性前列腺增生、前列腺上皮内瘤以及前列腺梗死、急慢性前列腺炎、前列腺萎缩和正常前列腺等进行区分，因此在特异性上没有明显的优势。值得一提的是，约有 21% 的等回声肿瘤会在 B 超检查中被发现，但往往比较容易治愈、分化良好的是拥有轻低度回升或等回声的 Gleason < 3 级的肿瘤，这类的肿瘤应在 PSA 的参考下进行系统活检，对其进行进一步的确诊。要对前列腺癌进行诊断，主要方法是对前列腺进行系统性的穿刺活检，但此方法要在

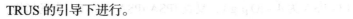

TRUS 的引导下进行。

（四）前列腺活检

要对前列腺癌进行诊断和检查，主要是进行前列腺系统性穿刺活检。活检枪是如今对前列腺进行穿刺活检的主要方式，它是通过直肠超声进行引导的，此技术虽然比较容易引发感染，但仍是如今最方便快捷、取材合适的技术，它不需要对患者进行麻醉，引起的并发症也较少。肠道准备是在术前必须进行的，需要提前 1 小时进行灌肠，术前和术后都需连服 3 日抗生素。

1. 前列腺穿刺时机因前列腺穿刺出血影响影像学临床分期。因此，前列腺穿刺活检应在 MRI 之后，在 B 超等引导下进行。

2. 前列腺穿刺指征

（1）直肠指检发现结节，任何 PSA 值。

（2）PSA $>$ 10 μg/L，任何 fPSA/tPSA 和 PSAD 值。

（3）PSA 为 4～10 μg/L，fPSA/tPSA 异常或 PSAD 值异常。

（4）PSA 为 4～10 μg/L，fPSA/tPSA 和 PSAD 值正常，B 超发现前列腺低回声结节和（或）MRI 发现异常信号。

注：PSA 为 4～10 μg/L，如 fPSA/tPSA、PSAD 值、影像学正常，应严密随访。

3. 前列腺穿刺针数系统穿刺活检得到多数医师认可。通过研究结果可以发现，对比诊断阳性率可以看出，大于 10 针的穿刺明显优于 10 针以下的穿刺，并发症也没有增加。

4. 重复穿刺第 1 次前列腺穿刺阴性结果，在以下情况需重复穿刺。

（1）PSA $>$ 10 μg/L，任何 fPSA/tPSA 或 PSAD。

（2）PSA 为 4～10 μg/L，复查 fPSA/tPSA 或 PSAD 值异常，或直肠指检和影像学异常。

(3) PSA 为 4～10μg/L，复查 fPSA/tPSA、PSAD，直肠指检、影像学均正常。严密随访，每3个月复查 PSA。如 PSA 连续2次＞1μg/L 或 PSAV 每年增长＞0.75μg/L 应再穿刺。

(4) 重复穿刺的时机：2次穿刺间隔时间尚有争议，目前多为1～3个月。

(5) 重复穿刺次数：对2次穿刺阴性结果，属上述1～3情况者，推荐进行2次以上穿刺。

(6) 如果两次穿刺阴性，并存前列腺增生导致的严重排尿症状，可行经尿道前列腺切除术，将标本送病理切片检查。

(五) 前列腺癌的其他影像学检查

1. 计算机断层（CT）检查正常前列腺的每个带不能通过 CT 进行完整的显示，这是由于前列腺正常腺体的 X 线密度，近似于大部分肿瘤，磁共振和超声检查对诊断早期前列腺癌有着较高的敏感性。与 MRI 有着相同诊断敏感性的是 CT, 它们都可用于诊断盆腔内转移性淋巴结肿大、器官的侵犯和肿瘤周围组织。但对于侵犯邻近器官和盆腔淋巴结转移的晚期癌，CT 有明显的优越性。前列腺癌患者进行 CT 检查的目的主要是协助临床医师进行肿瘤的临床分期。

CT 对前列腺癌的诊断体现为：可以发现少部分密度低、边缘不整齐以及外形突起者，显示不出大部分的包膜内者；对于透过包膜，包膜和外形缺失，相邻部分脂肪减少，相邻肌肉间缺少明显界限；侵犯到精囊时，精囊会产生变形或增大，膀胱精囊角会消失不见；侵犯到膀胱时，膀胱在压力下会向上移动，底部不再对称，出现软组织肿块或是不规则的增厚；侵犯到直肠前壁时，可以通过注入人造影剂或直肠注气的方式进行观察；若发生了淋巴结转移，诊断则可以通过观察淋巴结的形状和大小，例如呈现出团块状的多个淋巴结或是大于1cm的单个淋巴结，盆腔淋巴结转移的患者，大多都侵及到了精囊；骨转移大多会出现在股骨、肋骨、骨盆以及腰骶椎，少部分会出现混合性骨破坏或是溶骨性，大部分则是出现成骨性改变。

2.磁共振（MRI/MRS）扫描 MRI在临床分期上占据着重要的位置，它不仅可以显示出骨转移的病灶和受侵犯的盆腔淋巴结的状况，还可以显示出前列腺周围组织和器官是否受到了侵犯，以及前列腺包膜的完整性。MRS全称magneticresonancespectorscopy也就是磁共振管光谱学检查，它在前列腺癌的诊断中也发挥着价值，正常组织和前列腺增生与前列腺癌组织中胆碱、肌酐和枸橼酸盐的代谢，产生的光谱线不同，是MRS检查的依据。

前列腺癌的MRI表现：T2加权像是重点观察对象，低信号的缺损区会出现在高信号的外周带内；侵犯到附近脂肪时，通过T1加权像，可以看到低信号区会使高信号区的脂肪消失，出现不对称的现象，后外侧的前列腺直肠角为多发区；侵犯到肛提肌和闭孔内肌会出现高信号区异常以及肌肉不对称的情况；侵犯到前列腺静脉丛或精囊时，会出现由于低信号取代了高信号导致的两侧失去对称性；侵犯到膀胱时，会出现与肿瘤相似的信号，如在膀胱颈部出现不规则的软组织影或不对称的结节；若发生了淋巴结转移，会在淋巴结处发现团块状或是大于1cm的淋巴结；若发生了骨转移，通过T1加权像可发现不规则的低信号影，会出现在正常高信号的髓质骨内。

MRI有时会对相关病变无法进行明确的诊断，如较大的良性前列腺增生、前列腺瘢痕、前列腺结核、前列腺癌与伴钙化的前列腺炎。在前列腺癌的诊断中，MRI、CT、TRUS等影像学，都不能给予检查完整性，因此前列腺穿刺活检是诊断前列腺癌的最佳诊断方式。

3.前列腺癌的核素检查（ECT）在对复发癌、原发癌以及转移癌进行检查和筛选时，通常使用无创性的放射性核素显像，虽然它比 CT 效果好，但有时结果会呈现出假阴性，分辨率也不高，费用不低，使得临床应用率也不高。与常规 X 线片相比，ECT 对骨转移灶的发现可提前 3 至 6 个月，虽然具有较高的敏感性，但特异性相对较弱。骨骼是前列腺最易发生的远处转移部位。

全身骨显像检查是在患者确诊前列腺癌之后建议做的检查，这项检查可帮助确定前列腺癌的临床分期，特别适当患者的 GS 评分大于 7 分、PSA 大于 20μg/L 时。骨盆和脊柱转移是前列腺癌常见的骨转移部位，概率分别为 98% 和 88%，其他部位如胸部和四肢的概率分别为 78% 和 56%，颅骨也有 14% 的概率，相对来说较小。

（六）前列腺癌的筛选检查方法

AUA 与 ASCO，即美国泌尿外科学会和美国临床肿瘤学会认为，DRE 和 PSA 是每个大于 50 岁的男性每年应进行的检查。若是家族中有患有前列腺癌的患者，检查应提前到 45 岁。这些建议也得到了台湾专家的认可。

国内专家认为，若男性大于 50 岁且患有下尿路症状，PSA 和 DRE 检查是非常有必要的，若是家族中有患有前列腺癌的患者，检查应提前到 45 岁。若有异常的影像或出现骨折、骨痛等临床现象，以及 DRE 表现异常，PSA 检查是非常有必要的。

对前列腺癌进行检查和筛选，PSA 是临床首选。在完成 DRE 和 PSA 的检查之后，若 DRE 显示无异常且 PSA 小于 4μg/L 时，可以继续观察留意；进行 TRUS 是当 PSA 在 4.1 至 10.0μg/L 之间时，此时还无需进行穿刺活检，这类患者患有前列腺癌的概率只有 5.5%；当患者需要进行 TRUS 以及活检时，PSA 是大于 10.0μg/L 的；当患者进行前列腺活检时，PSA 是在 4.1 至 10.0μg/L 之间以及 DRE 和 TURS 呈阳性。

第三节　鉴别诊断

医学上通常讲 BPH、前列腺炎、前列腺结石、前列腺囊肿、膀胱肿瘤侵犯前列腺等疾病，与前列腺癌的诊断有所区别，通过对病人的病史的追问和仔细检查，要想鉴别出来不是很困难。

第四节　护理

一、内分泌治疗护理

(一) 心理护理

在欧美等发达国家和地区，前列腺癌堪称是在生殖系统中发病率排在第一位的恶性肿瘤，它的病死率为第二位，仅排在肺癌之后。随着社会水平的提高，人们的生活不断完善，科研技术水平的提高，使得我国前列腺癌的发病率逐年上升。大多数前列腺癌的患者对自己的病情毫不所知，因为前列腺癌的早期是没有明显症状的，人们根本无法察觉。所以当人们一旦确诊为前列腺癌，那么就已经到了中期或者是晚期。前列腺癌的内分泌治疗法，是以减少或消除雄激素对前列腺癌细胞生长的促进为主，来达到缓解患者的症状，延缓病情的快速发展。现阶段国内普遍用的药物，为黄体生成素释放激素类似药和非甾体类抗雄性激素药。由于内分泌治疗的时间过长，且不良反应较多，所以患者在这个过程中，应积极配合医护人员，有利于疾病的治疗。并且在治疗过程，进行心理上的护理，有利于帮助患者遵医嘱和克服恐惧心理，改善生活质量，进一步为患者的病情得到较好的控制。

首先根据不同类型的患者，采用不同的方法进行心理护理，面对思想压力较重的患者，应先于患者家属取得联系，进行有效的沟通，同时可以先采取对患者隐瞒病情的方法，如注射前将药物说明书交给家属等一些办法，在面对知道病情的患者时，应该采取耐心的有效疏导，告知患者用药治疗的目的、效果及可能出现的不良反应，并使其有充分的了解，让患者了解到不良反应只是暂时会随停药而自动消失。减少患者的心理负担，同时告知患者前列腺癌生长速度通常都比较缓慢，局限性肿瘤一般在10年内的死亡率为0。同时多对患者说一些鼓励性的话语，如告诉患者其 PSA 现在正常范围内，气色不错等。人是身心统一的有机体，疾病不仅给患者带来身体上不适，更多的是影响其心理状态，产生一系列的心理问题等，在心理不好的状态下，对疾病的控制有着不利的影响。

针对前列腺癌患者的心理问题，可采取如下的护理对策。

1. 焦虑和恐惧：焦虑和恐惧作为最早出现的本能心理反应，通常临床表现为"紧张，并带有不同程度的失眠、食欲缺乏、心跳加快等问题"。

（1）一般心理护理：前列腺患者对于自己的病情往往会有恐惧心理，感到焦虑，心理逐渐失去平衡，急需要感情的宣泄。此时，要尽可能地让患者发泄自己的情绪，静静聆听，多陪在患者身边，待其恢复平静后给予耐心的解释，对于已经卧床的患者，家属要积极配合，在生活上多给予照顾。

（2）为患者提供一个优美、舒适、安全的治疗环境：保持病房的空气清新，适度适中，保持一个安静的环境。一个良好的环境有利于患者休息，有利于疾病的康复，缓解患者的紧张的心境。

（3）采用音乐疗法：音乐作为人们沟通的一种特殊语言，对人有着积极的心理作用，通过听觉，人们会因为美感，得到心情上的舒缓，营造一种平静的氛围，对未来充满希望。

（4）争取社会支持：患者的焦虑感与社会支持呈负相关关系，社会上越多人的支持，患者的不安情绪就会逐渐减少，所以我们要提高社会氛围，增强对前列腺癌患者的关爱、支持、和理解，使其得到尊重感。这样一来，有利于缓解患者的不安和焦虑。我们在为患者提供护理服务时，应主动热情、态度温和、诚恳耐心，多与患者进行交流与沟通，减少患者的压抑情绪，指导患者积极寻求恰当的帮助与支持，主动参与护理活动和社会活动，自觉调整情绪，保持良好的心境。

（5）争取家庭的支持：家人是我们一生当中最亲密无间的人，最毫无保留的人，特别是配偶，他们的支持可对患者的情绪起到很大作用。家人的关心、鼓励和支持，能在很大程度上使患者的心灵得到慰藉。我们要对家属进行有效的健康和心理学的教育，要求他们对前列腺癌有一定程度的了解，要了解患者的病情，理解患者，不刺激、不苛求患者，并给予精神上的支持，使患者感到家庭的温暖。家属和亲友在探视患者时，不要过多谈论患者的病情，多谈让患者开心的事情，转移患者的注意，减少患者焦虑及恐惧的心理。

2.悲伤和失望前列腺癌多发病在老年时期，所以前列腺癌患者绝大多数是老年人，他们认为自己患病会增加家庭负担，是个累赘，治疗也未必能康复，癌症更是离死不远，无须治疗。对此，我们要安慰患者，不要过分悲观，要向着积极的方向去想，增加家庭经济负担固然是一方面，但怎比得上子女失去亲人的痛苦。耐心向患者解释，帮助分析其病情，向患者讲国际国内治疗癌症的新进展、新方法及成功病例。指出当前应如何配合治疗及护理等，采用同情、支持、鼓励的方法，消除患者悲观失望的情绪。帮助患者树立战胜疾病的信心，正确对待自己的疾病，积极配合医护人员的治疗。

3. 依赖性增加随着前列腺癌的患者的病情增加，患者的自理能力下降，生活上的需求依赖也随之增加。所以我们要帮患者，在出院后对自己的病情有所掌握，随着病情的好转，患者也要适当进行体育锻炼，增强自身体质，学会进行适当的自我护理。患者拥有一个良好的心理健康，离不开积极的自我护理，所以患者应以平和的心态，多去参加一些有助于自身的自我护理活动。不要过度依赖家人和医护人员，独立进行自我护理。

4. 无价值感部分患者在患病后，会出现消极心理，认为自己已经残废，没有了生存的价值。对此，我们要帮助患者调节心态，从消极的情绪当中走出来，用正当的态度去面对。要积极帮助患者建立自身价值，适应新的生活，用模范事例帮助患者建立信心，让患者了解每个人都有属于自己的价值，克服消极情绪，满怀信心地发挥自己在社会上的作用。

5. 加强健康教育抗雄激素联合治疗法，是目前前列腺癌内分泌治疗中，最为广泛应用的方案，且疗程较长，中途不能随意停药，避免影响疗效。医护人员应告知患者遵医嘱，定期检测血清PSA及肝功能，了解治疗效果及肝功损害情况。以便决定采取间歇内分泌治疗或连续性内分泌治疗。

　　另外，采用心理护理方法，可使患者心情舒畅、身心舒适。主动配合医护人员的治疗，有利于疾病的好转，有利于患者早日恢复，参与社会活动及工作，有利于提高前列腺癌患者的生存意识，引导患者充满正能量。

（二）腹部注射部的护理

　　针对体型不同的患者采用不同的注射方法。绷紧患者注射部位的皮肤及皮下组织，稍用力提捏约30s以减轻患者的局部疼痛感；注射后告知患者避免进行增加腹压的活动以免引起腹壁出血，如有皮下淤血，当日禁忌热敷和按摩注射部位。

（三）内分泌治疗不良反应的护理

　　由于前列腺在生理功能中起到至关重要的作用，内分泌治疗撤除雄激素后，致使内分泌的改变可能引起以下不良反应。

　　1. 男性乳房女性化常出现于内分泌治疗的12个月，表现为乳腺及乳头的肿痛，指其保持乳头清洁，避免局部触压，衣着宜宽大舒适，告知不必紧张焦虑，乳房触痛通常在半年内自动消失。

　　2. 性欲降低，性功能障碍应提醒患者伴侣多关注患者性格的改变。指导其妻子多关心体贴患者，了解其顾虑，营造夫妻间宽松和谐的气氛。

　　3. 潮热指导患者是人体内分泌系统为了适应和调节过程中暂时出现潮热症状，会随着时间的推移而逐渐好转。患者应衣着要舒适，如有潮湿及时更换。不宜食辛辣刺激强的食物，饮酒或咖啡，建议多食优质蛋白、高维生素E、低热量无刺激的饮食。房间经常开窗通风，鼓励患者适当进行散步等户外活动。

　　4. 骨质疏松/骨折目前认为诺雷得可引起骨矿物质的流失，以往报告注射诺雷得年后患者骨密度平均下降4%～12%。护士加强对患者饮食、运动、安全方面的健康指导。骨质疏松者应加强有氧运动，饮食上予以奶制品等含钙食物，遵医嘱口服钙剂和维生素 D。做好预防跌倒宣教。

5. 肌张力下降及肌容量减少首先制订科学运动计划，运动方式轻松有氧运动为主，如太极拳、散步、健身操。

6. 认知功能改变张志强等研究证实，全雄激素阻断治疗的老年人转移性前列腺癌患者存在一定的认知功能损害，视空间、执行功能、注意功能和记忆受损可能是其早期特征性改变，护理人员应予以认知干预，帮助患者建立新的认知观念，鼓励患者正视一切客观存在的问题。

7. 皮下硬结淤血使用诺雷得后常造成皮下毛细血管破裂出血。护士应熟练掌握正确的注射技巧，注射完毕后按压时间大于1Omin，避免按摩，注射部位当天禁止热敷，以防止局部硬结及淤血。

(四) 治疗间歇期的护理随访

1. 随访的项目患者血清睾酮达去势水平、血清 PSA 下降至 0.02ng/ml 3 个月后，进入治疗间歇期。此时，告知患者需每个月监测血清 PSA 水平，检测肌酐、血红蛋白、肝功能以了解疾病有无进展及内分泌治疗的毒性；治疗期间出现贫血者，需定期复查血常规、肝功能；骨转移患者应每 3 个月行全身骨扫描；存在肿瘤局部浸润及远处转移的患者，需每 3 个月行病灶处及转移灶处局部 CT 检查，必要时可行肿瘤全身断层显像检查。

2. 再次内分泌治疗的时机通常情况下患者停用醋酸亮丙瑞林微球及比卡鲁胺后进入治疗间歇期后，随着睾丸及肾上腺功能的恢复，血清睾酮及 PSA 水平会慢慢升高，当血清 PSA 水平超过 4ng/ml 后，继续新一轮的内分泌治疗；部分患者治疗间歇期时，

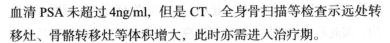

血清 PSA 未超过 4ng/ml，但是 CT、全身骨扫描等检查示远处转移灶、骨骼转移灶等体积增大，此时亦需进入治疗期。

(五) 日常生活护理

日常生活护理充分和患者沟通，使其保持乐观心态；指导其合理健康饮食；增加富含维生素食物的摄入；建议其进行合理的有氧运动，提高机体免疫力；存在骨转移的患者，需告知避免剧烈劳累，防止病理性骨折的发生。

(六) 加强治疗后延续护理，提离患者治疗依从性

1. 患者出院实施延续护理随访模式建立前列腺癌患者个人档案，责任制护士应用《前列腺癌内分泌患者随访问卷调查量表》对包干患者定期进行电话沟通，对于出院后出现的不适症状和疑问，予以详尽的指导。

2. 健康指导住院期间护士在每次治疗、护理时根据患者的情况进行反复的通俗易懂的健康指导，使其易于接受。出院时告知患者回家后的注意事项、规律的生活方式、常可能出现的生理心理问题及应对方式。

二、腹腔镜根治前列腺切除及手术及护理进展

(一) 术前护理

1. 心理护理杨艳等的研究调查表明前列腺癌的特殊性及其治疗的毁损性会给患者造成生理和心理影响，心理与肿瘤的发生、发展密切相关，且相互影响。当代医学模式提出了疾病发生、发展的新思路：心理因素 - 功能障碍 - 细胞疾病 - 组织结构改变，可见心理障碍、抑郁、焦虑可通过抑制机体免疫反应而导致肿瘤的发生。与此同时，大量对恶性肿瘤患者心理方面的研究显示：焦虑和抑郁等最常见的心理反应会严重影响患者的生活质量和

身体康复。医学心理学研究证明，疾病的发展受到心理因素的制约，因此心理护理越来越受到重视。认为由于手术，特别是前列腺癌手术的患者觉得自己失去了男性的本质，易产生自我形象紊乱和自卑心理。因此，护士向患者解释手术的必要性，介绍本科开展该项手术的技术比较熟练，请做过手术的患者现身说法，增强患者对术后正常生活的信心，积极与患者家属沟通，取得家庭的理解和支持。

2. 肠道准备孙颖浩的研究认为作为前列腺癌早期诊断的有效标志物 PSA 的敏感性和特异性均存在一定的局限性，PSA 联合直肠超声引导的前列腺广泛活组织检查术能早期有效地确诊前列腺癌。临床上在穿刺术前行肠道准备，穿刺术前 5 天口服甲硝唑 0.4mg/qd，环丙沙星 0.5g/qd，进行肠道准备，预防性抗生素的应用可明显降低经直肠前列腺穿刺活检术后感染性并发症的发生率。穿刺术前一天行流质饮食，术前晚开始禁食，减少滞留在肠道中的粪便等内容物，保证肠道清洁度。术前 0.5 小时行 0.5% 稀释碘伏 100ml 保留灌肠，以减少肠道内的细菌数，便于术中操作及减少并发症。邱洪流研究显示含有效碘 50mg/L 的碘伏消毒液作用 3min，对载体上金黄色葡萄球菌和大肠埃希菌平均杀灭率达到 99.98% 以上。

（二）术后护理

1. 一般护理行前列腺癌根治术后患者按全麻术后护理常规护理，麻醉未清醒者予去枕平卧位，头偏向一侧，以减少呼吸道阻塞的危险，持续心电监护及低流量吸氧至生命体征完全平稳。测 CVPQ4h，根据 CVP 值调整补液速度及判断心功能状况。注意口腔护理，因采用气管内麻醉可引起肺内分泌物积滞和干结，予喷喉 Bid，连续 3 天，以稀释痰液协助排痰。协助和鼓励患者深呼吸、咳痰，防止肺部感染。术后一天，鼓励患者下床活动，促进胃肠功能恢复，指导患者双下肢伸缩旋转运动，行双下肢气压治疗，以避免下肢静脉血栓的形成。

2.引流管的护理

（1）盆腔引流管的护理：患者术后留置尿管及盆腔引流管，待患者麻醉清醒后即可给予半卧位，促进引流。注意保持引流管通畅，防止扭曲、折叠、受压或脱出。定期挤压盆腔引流管，确保引流通畅，密切观察引流液的颜色、性状，准确记录引流量。严格执行无菌操作技术，更换伤口引流袋1次/d，同时，观察患者手术切口有无渗血情况，保持伤口敷料干燥，每天行微波治疗2次，消炎、消肿、改善局部血液循环、预防伤口化脓感染，促进伤口的愈合，术后3至5天待引流液减少至10ml后可考虑拔除盆腔引流管。

（2）尿管的护理：术后早期，尿管可固定在患者大腿内侧，并制动该侧下肢，一旦发现尿管堵塞，需及时冲洗，调整位置。术后不可过早拔除尿管，需保留约3周，便于新尿道的建立；严格无菌操作技术，每天会阴消毒两次，每周更换尿袋。禁食时给予患者补液治疗，待肛门排气后，指导患者多饮水，每天2000ml左右，以起到自身冲洗的作用。

3.并发症的观察及护理李卫平研究统计认为前列腺癌根治术后并发症主要是尿外渗、尿失禁、吻合口狭窄、性功能障碍。需做好围手术期护理干预工作，以最大限度减少术后并发症的发生，巩固手术治疗效果，改善患者预后。

（1）尿失禁：李卫平收集相关文献分析认为尿失禁是前列腺癌术后面临的一个主要问题，将影响患者的生活质量。尿失禁的发生可能与盆底神经损伤、破坏尿道括约肌群、悬吊固定机制、膀胱颈部分切除及患者年龄有关。尿失禁除与解剖因素有关外，还可能与膀胱、尿道功能改变有关。

①心理护理：向患者解释尿失禁的暂时性，及时给予安慰和鼓励。尿失禁因尿液经常不断地自尿道口流出，时间长而致患者产生焦虑和忧郁，老年患者还易产生孤独感，怕与人交往，有自卑感。经常与之交谈，解除其心理负担，帮助患者树立自信心及生存的信念，告知患者尿失禁可在术后1年内治愈。

②盆底肌锻炼：前列腺切除术后留置尿管期间进行渐进性盆底肌肉运动较拔管后出现尿失禁再行锻炼效果明显，术后14d可进行盆底肌锻炼，指导患者有规律地收缩盆底肌，积极有效地减少尿失禁并发症的发生。指导患者在吸气时收缩肛门，保持3-5s，呼气时放松，每日4~6次，每次10-15min。目的是在舒缩肛门括约肌的同时，使尿道括约肌也得到收缩、舒张锻炼，从而加强尿道括约肌的张力，达到防治尿失禁的目的。

（2）尿外渗：发生尿外渗时尿液可渗透到腹腔内而引起尿源性腹膜炎，发生的原因除了与膀胱颈与后尿道的吻合技术有关外，术后尿管的堵塞、扭曲、受压均可导致尿外渗，术后严密观察盆腔引流管，若盆腔引流液的量突然增多或引流液颜色由血性液变成淡红色或淡黄色，检查患者出现腹痛、腹膜刺激等腹膜炎症，说明患者可能出现了尿外渗的并发症。

①遵照上述的尿管护理进行护理，妥善固定尿管，保持引流通畅。除水囊固定外，护士需将尿管固定在患者大腿内侧并且将尿管延伸段留置一定的长度后固定在床边，防止尿管因重力作用和患者翻身时易牵拉尿管。

②注意加强患者营养，促进吻合口的愈合。

（3）尿道膀胱吻合口狭窄：手术损伤尿道、术后尿路感染、术后尿管拔除时间过早均可致尿道膀胱吻合口狭窄。前列腺癌根治术后尿管保留时间相对较长 (约 3 周)，以利于新尿道的重新建立。保持尿管引流通畅，积极预防尿路感染，避免过早拔除导尿管，同时尽量避免反复插尿管。

（4）性功能障碍：前列腺癌根治术后性功能障碍是常见的并发症，随着腹腔镜下前列腺癌根治手术的日益成熟，手术中保留勃起神经可以降低患者术后性功能障碍发生率，提高患者的生活质量。术前、术后均要做好解释工作，消除患者的疑虑，避免其背负无谓的心理负担。同时争取患者家属的密切配合，指导患者妻子多关心、爱护、体贴患者，使患者精神放松，配合治疗。

4. 人工气腹后的观察与护理人工气腹后横膈上移，腹腔空间增大，便于显露视野和操作，但可出现腹壁积气、气体栓塞等，如手术时间长或腹壁大量积气，还可出现高碳酸血症。腹壁积气可为腹膜外积气或者皮下积气，腹膜外积气可术中抽吸排气，皮下积气不多一般无须处理，积气多者应通知医生，可行穿刺抽气，并注意氧饱和度和血气变化，必要时给予吸氧。

（三）饮食的护理

术后观察患者肛门排气、排便情况，有无腹胀、腹痛。肛门未排气、胃肠功能未恢复着可遵医嘱予口服厚朴排气合剂，及维生素 B，行足三里穴位注射，口服药物加穴位注射同时运用，促进患者恢复胃肠功能。待患者肛门排气后即可指导患者进食流质饮食，逐渐过渡到普食，告知患者保持丰富的膳食营养，尤其多食富含多种维生素的食物，多饮绿茶。保持大便通畅。

（四）出院指导

指导患者适当锻炼，加强营养，增强体质，术后 3 个月避免盆浴及长时间骑自行车，定期随诊复查。

三、腹腔镜前列腺根治术围手术期的快速康复护理

(一) 术前护理

1. 术前心理护理在手术前，进行心理护理是极为必要的，FTS 是其中重要的组成部分之一。从护理人员的角度来说，一方面，对于不同患者的心理状况以及心理需求，护理人员要进行深入了解，同时对于患者的具体病情要做到详细的解释，并且要耐心地给予患者安慰，做好前列腺癌有关知识以及手术方式的讲解，同时自身也要对于手术准备以及术后护理方面的知识有一定的了解，以此来减少患者的疑虑，缓解患者心理紧张的状况，让患者以平稳的心态度过手术期。另一方面，护理人员要做到医患的良好沟通以及与患者家属间的沟通，对于患者的心理护理要与家属共同协作开展，要充分发挥患者的社会支持体系的作用，激发患者潜能，以此让患者怀着饱满的精神去迎接手术。

2. 术前准备在手术之前，根据相关手术规定，护理人员要做好相应的准备工作，例如常规肠道准备工作等，同时在术前 2d，要求接受 LRP 患者服用奥硝唑及喹诺酮类等抗生素类药物，术前 1d，患者要开始进食流质食物，同时在术前晚上两点以后，患者不能进食，十点后患者不能再饮水，同时要做好准备工作，术前以及手术当天，早晚要进行一次灌肠或者根据患者病情来确定相应的灌肠次数。由于手术方式不同，所进行的准备工作也是不同的，选择氩氦刀冷冻治疗的患者，患者需要在手术进行前 6h 停止进食，术前 2h 停止饮水，早晨进行灌肠一次，抗生素静脉输液治疗要在手术开始前 30min 进行。同时，为了避免手术区域的病菌增多，所以要做好相应的消毒工作，护理人员应于手术开始前的清晨，采用 0.5% 醋酸洗必泰，清洗阴部皮肤，确保阴部

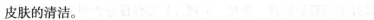

皮肤的清洁。

(二) FTS 术后护理

1.一般护理

（1）护理人员要时刻注意患者的生命体征，以及患者身上不良反应的展现，静脉镇痛泵要在术后护理中正常使用，对于患者疼痛时间，护理人员要每天进行相应的评估，同时决定停用的时间。

（2）对于患者早期的离床活动，护理人员要进行相应的指导，向患者讲解早期离床活动的重要性和必要性，患者术后脱离麻醉状态，就可以开始在床上进行相应的滚动，比如屈膝抬臀运动和踝泵运动，能够有效避免肠粘连、肠梗阻等潜在病症的发生，也能降低肺部并发症发生的几率。

（3）对于患者的进食以及饮水，护理人员要进行相应的指导。在经过术后听诊后，患者如果出现肠鸣音的现象，患者可以摄入适量的流质饮食，比如热米汤等流质饮食，等到患者肛门通气后，肠道功能稳定后可以适当摄入半流质食物，然后逐渐过渡到普通饮食。但是要尽可能少地摄入动物脂肪，以及红色肉类等高脂食物，可以多食用谷物，豆类，蔬菜等低脂肪食物，以此来预防便秘，保证患者的大便通畅。

（4）在术后恢复中，护理人员要控制液体输入量，有关研究表明，组织水肿程度高低与液体输入量的多少，有着密切的联系，有利于肠胃恢复，减少住院周期。所以，在患者生命体征正常的时候，护理人员要相应减少液体的输入量，1.5 ~ 2.0L 是术后当天的液体输入量，但是随着患者饮食的不断增加，要逐步减少液体输入量。

2.FTS 管道的护理在 FTS 理念中，其基本要求之一就是要做好术后管道护理。最初，护理人员要保证耻骨引流管的稳固，避免出现打折弯曲的现象，确保引流管通畅无阻。接受了 LRP 治疗的患者，在 3d 后，可以移除耻骨引流管，降低对患者的刺激程度，加快患者的痊愈速度。同时，患者的尿管最少要保持一周，以此来避免组织脱落及尿潴留的病症。对于患者会阴部，护理人员要做到每天 2 次的清理，避免病毒滋生，采用抗菌喷雾辅料外喷尿道口及外阴，同时要求患者每日饮水 1500 ~ 2000mL，以此来实现稀释尿液，避免尿路感染的目的。而且，在拔除尿管前 1d 时，护理人员要做好相应的指导训练，指导患者进行夹管训练，防止患者在拔管后，出现排尿困难的现象，同时要求患者及时排尿，防止膀胱过度充盈，对于患者是否有尿失禁、尿潴留等症状要仔细观察。

3. 并发症的观察和护理

（1）术后出血：24 ~ 48h 是术后极为容易出现出血状况的阶段，护理人员要时刻关注引流管的情况，注意引流液的颜色，性状以及流量。如果出现连续两小时，引流量大于 100mL/h，或者持续流出鲜红色液体，同时伴有心率增快、血压下降等症状，要及时向医师报告，并对症进行治疗。

（2）直肠损伤：在 LRP 治疗过程中，相对较为严重的并发症就是直肠损伤，对于患者的病情变化，护理人员要做到密切观察，与医师共同协作进行治疗，同时可以借助留置肛管、肠道休息等方式进行保守治疗，对于患者禁食，静脉补液等方面给予患者相应的指导，普遍在 5d 以后移除肛管。

（3）尿失禁：在经过 LRP 治疗后，普遍的并发症就是尿失禁，造成尿失禁可能是多方面因素导致的，例如手术过程中盆底肌热损伤、尿道膜部括约肌损伤等因素。对于患者生活的质量和水平，尿失禁有着很大的影响。所以，进行护理工作是极为关键的。在 FTS 中，对于患者尿失禁方面的治疗，其主要护理措施包括心理护理、排尿反射训练等方法。

①心理护理：在进行心理护理时，护理人员要做到与患者家属的及时沟通，要求患者家属一同参与患者的心理护理工作。及时告知患者家属在前列腺癌根治术后，极为普遍的并发症就是尿失禁，且大多数是暂时性的，不会持续较长时间。而且大多数患者在经过相应的指导训练后，能够恢复控尿能力，患者的紧张恐惧情绪也得以疏解。对于患者的个人隐私，要做好相应的保护工作，对于康复计划，医护人员要与患者共同协作制定，同时对于出院患者，要做到及时的电话随访，深入了解患者的情况以及心理状态，同时进行相应的指导。

②护理人员在拔管前 1d，要指导患者进行排尿反射训练，间断性的夹闭尿管，在两到三小时开放尿管一次，由护理人员逐渐协助患者放尿，同时指导患者进行排尿动作。

③护理人员可以采用盆底肌训练法对患者进行相应指导，在患者平卧或站立时，可以有意识地进行收缩盆底肌的活动，一组为 20～30 次，3～5s 为一次，每日可以进行三组训练，一个疗程的周期为 6 周。痊愈的患者可以再进行一个疗程的巩固训练。同时，护理人员也要对患者的膀胱锻炼给予相应的指导，要做到定时排尿，将患者的排尿时间间隔逐步延长到一次 2～3h。同时，对于患者的液体摄入，要给予相应的指导，向患者讲述有关水分刺激排尿的必要性和重要性，缓解患者疑虑紧张的心理状况，要求每天液体摄入在 2000～3000mL，保证液体摄入充足。同时，建立记录详细的排尿日记，其中包括每天的饮水量，饮水时间以及排尿间隔，排尿量以及排尿次数等多方面记录工作，1 个疗程

的周期为4~6周，同时要协助患者培养良好的排尿意识和利于膀胱功能提高的自主排尿习惯。

（三）建立出院跟踪随访机制

在 FTS 理念中，注重患者出院后与医院的沟通和联系，建立相应的联系机制，对于任何不适应的状况以及特殊情况，要及时与医师或者护理人员进行沟通，并积极寻求治疗。所以，要建立相对完善的跟踪随访机制。

第四章　前列腺炎的健康教育

第一节 心理指导

慢性前列腺炎多发生于青壮年时期，除了与此时的雄性激素水平较高导致的前列腺分泌旺盛以外，还与心理因素密不可分。如果有比较规律的性生活和健康的细腻状态的情况下，前列腺的分泌和释放保持动态平衡。但是如果长时间抑制这种需求，就会导致前列腺经常高度或连续不断的充血，时间久了就会导致炎症的发生。

所以，治疗前列腺炎症，不仅需要药物治疗而且也需要与心理指导共同配合。第一，相关工作人员必须耐心地向患者去介绍这种病症，向患者传达慢性前列腺炎症，实际上就是一种常见的慢性病，并不可怕。并且告诉他们引起这种病症的生理和心理原因，提醒他们积极配合治疗，调整生活习惯和饮食习惯。第二，要告诉患者，慢性前列腺炎作为一种慢性疾病，通常情况下不会造成很严重的并发症及后遗症。尽管有时患者会出现腰酸背疼，失眠等问题，但是这并不是疾病本身引起的，而是因为疾病引起的精神高度紧张而导致的。坚持配合医生的治疗，调整好自己的情绪，对治疗慢性前列腺会有一定的帮助。第三，要帮助患者建立健康的性心理，既不纵欲亦不禁欲，避免过度的性冲动、频繁手淫和其他不健康的性刺激导致前列腺充血，同时防止性生活过度抑制，导致长时间自动兴奋造成前列腺被动充血。第四，要引导患者积极调节自己的情绪。据相关学者研究表示，患有前列腺炎的患者会因为精神比较紧张，而引起工作不顺，家庭不和，事业不顺等问题。在治疗时，如果可以采取消除紧张情绪的行为疗法对患者进行治疗，可以使其保持轻松、愉快的精神状态，而不进行任何其他治疗，经过几个月的随访，其中60%的患者自诉症状减轻和痊愈。所以保持精神愉快是有益于防治慢性前列腺炎的。

第二节　预防保健

一、急性前列腺炎

1.尽早到正规医疗机构诊治，最好根据尿液、前列腺液及血液细菌培养的结果选用抗生素，一般在结果没出来前可以根据临床经验联合运用两种抗生素进行抗感染，而后根据细菌培养及药敏结果加以必要的调整。

2.卧床休息，保持大便通畅，禁食辛辣等刺激性食物，多饮水。

3.急性期不作前列腺按摩，禁止尿道器械检查，以免感染扩散，引起败血症等。

4.禁忌房事，避免前列腺及邻近组织器官进一步充血、肿胀，引起尿潴留。

5.预防感冒、受凉，不要骑自行车和久坐。

6.下腹部、会阴部热敷或热水坐浴。

7.避免会阴部受潮湿阴冷刺激，疼痛剧烈时可加服镇痛药物。

二、慢性前列腺炎

（一）建立规律的性生活

慢性前列腺炎患者并不禁止性生活，但是前提是必须有规律的性生活，这样不仅可以定期排除精液，而且能够促进前列腺液的排出，可以促使前列腺液不断进行更新，也可以促使其中的细菌或炎性物质及时排空。如果想建立比较规律的性生活，要做到如下三点：一是不能过于频繁，否则如果因前列腺反复与持久充血，反而带来适得其反的后果，最好每 5~7d 性生活 1 次；二是不能忍精不射，这会诱发和加重前列腺炎；三是注意性器官卫生，尤其是应该洁身自好，切忌滥交，这样可以最大限度地减少前列腺逆行细菌感染的机会。

(二) 戒除不良嗜好

一方面必须戒掉不好的嗜好，例如大量饮酒甚至酗酒。酒精是一种有血管扩张作用的饮品，酒精成分最容易诱发前列腺充血，导致慢性前列腺炎不易治愈。即使治愈后也比较容易引起复发。另一方面戒掉香烟，香烟中的有害物质例如烟碱、焦油、亚硝胺类、一氧化碳等，不仅可以直接对前列腺组织形成危害，而且还会导致干扰支配血管的神经，影响前列腺的血液循环，也可以加重前列腺的充血；另外，也要少饮浓茶，浓茶中会含有鞣酸会刺激胃黏膜并引起消化不良，进而引起便秘，如直肠内聚集大量粪便，会加重邻近的前列腺的充血。

(三) 饮食调节

第一，保证充分的水分，以保证每日至少有 1500~2000ml 的排尿量，使细菌及时清除，减少前列腺逆行感染的机会。

第二，尽量少吃刺激性食物，例如辣椒、胡椒、洋葱、大葱、韭菜等，防止引起血管扩张与器官充血。

第三，慢性前列腺炎患者主要以清淡食物为主，多吃新鲜蔬菜与水果，防止便秘。特别提倡多吃一些含锌成分多的食物，例如苹果、南瓜、南瓜子、番茄、腰果、花生、芝麻、牛奶和豆类等，因为锌作为微量元素，在前列腺内含量较其他组织高，能参与抗菌的作用。

（四）提高身体抵抗力

经常参加户外活动和体育锻炼，尤其做一些促进膝部、大腿、臀部、会阴等部位的肌肉运动，如太极拳、慢跑、饭后散步等，不仅可以促进全身包括前列腺局部血液循环，而且有助于前列腺液排出，同时帮助药物迅速到达前列腺内，提高药物的治疗作用，还可缓解慢性前列腺炎引起的各种表现，从而有助于前列腺的功能恢复。但要引起注意的是，运动量要适可而止，要选择力所能及的运动项目，诸如跑步，散步等运动，避免骑跨运动，如骑自行车、摩托车、骑马等。

最后，要切记防止感冒、不要熬夜、避免疲劳、注意休息等，这些好的习惯，都能够帮助人体保持良好的抵抗力。

（五）注意局部保暖

注意下半身会阴部位的保暖。不要经常居住于寒湿之地，以防寒邪入体，造成前列腺及周围的肌肉群发生痉挛性收缩，加重前列腺炎的症状。

应当养成每日热水坐浴的习惯，通常的方法是每天早上和晚上各1次，将会阴部和肛门浸泡于热水中，水温42℃左右，每次20min左右，不仅可以促进会阴部的血液循环，而且可以增强前列腺内部的抗菌能力。不过需要提醒那些尚未生育的未婚男性，需避免水温过高，以免影响患者的生精功能。

（六）及时治愈原发疾病

许多疾病都容易累及前列腺，所以应该及早治疗。如果包茎或包皮过长，最容易藏污纳垢，一定要及早作包皮环切手术。通常而言，膀胱炎、尿道炎诱发前腺炎的概率特别高，必须及时采

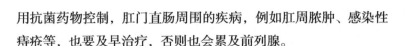

用抗菌药物控制，肛门直肠周围的疾病，例如肛周脓肿、感染性痔疮等，也要及早治疗，否则也会累及前列腺。

（七）切忌久坐久骑

如果长时间坐位或长时间骑自行车、摩托车、助力车、骑马，尤其是遇到路面不平而颠簸，一方面会引起阴部与前列腺受压，相应也阻碍了血液循环的畅通，而且会造成前列腺导管引流不畅；另一方面也会造成骨盆底部及会阴部肌肉痉挛性收缩。所以，如果患有慢性前列腺炎，一定要记住不易久坐，要经常变换体位适当休息。如果有骑车、骑马的运动，一次不超过30min，并且保证每天不超过2h，车的坐垫头部尽量不要上翘，以免增加对会阴部压迫的力度。

第五章 良性前列腺增生症的健康教育

第一节　心理指导

一、心理特点

前列腺增生症是老年男性常见病，症状为排尿困难、尿频、尿急、夜尿、尿床等，容易使患者产生害羞、自卑的心态，部分患者往往羞于告诉家人而耽误了最佳的治疗时间，长期患病者，会导致更严重的后果，如肾功能不全、肾积水等。手术之前，患者一般会有焦虑、害怕、担心等心态。随着手术的临近，焦虑的心态会更加严重。手术后患者身体虚弱，心态会比较脆弱，更容易依赖家人。

二、如何消除不良心理反应

首先，告知患者发病原因，讲解治疗的目的、重要性和治疗效果，关心、宽慰病患，提高病患的自信心，解除对于病症和手术的恐惧，使患者以积极的心态面对，尽快接受手术治疗，解除身体的痛苦。

其次，如果需要手术治疗，必须先取得患者以及家属的绝对信任，向患者阐明医院具有先进的仪器，高超技术的医生，务必告知手术的重要性和安全性。逐渐提高患者战胜病痛的信心，使患者能够以良好、稳定的心态接受手术。

第二节　急性尿潴留的自我处理

　　前列腺增生的病患，因为喝酒、疲劳、憋尿、夜间睡眠过深等原因，会使膀胱过于肿胀、引起逼尿肌的张力减小，尽管尿意窘迫，仍然没法正常排尿，这种情况就是急性尿潴留。这种情况如果发生，必须立即处理。

　　急性尿潴留一般多发生在晚上，凌晨或者半夜时，患者起夜发现无法自行顺利排尿，此时不要慌张，需要保持冷静并采取救治措施，务必呼叫家人帮助处理，方法如下：一开始可以打开自来水龙头，让水流缓缓的声音刺激患者的尿意，然后适当热敷下腹部的膀胱区，或者洗个热水澡来帮助排尿，其中要注意的是，如果患者在浴盆里有尿意需要排尿，不用起身去厕所，可以直接在水中试着排尿，以免耽误排尿的最佳时机。另外按摩也能促进排尿，可以自己按摩，或者叫家人帮忙按压，手法是从肚脐位置向下腹慢慢按压，然后渐渐增加按压力度，这样由轻到重按摩几分钟到十几分钟，可以促进部分患者排出尿液。

　　特别要注意的是，上述措施只能用于急性尿潴留发生初期阶段、膀胱充盈还不严重的情况。如果自我处理半小时到一小时，仍然不能排出尿液，或者急性尿潴留的发生已经过去了很长时间，膀胱已经非常充盈，则不适合采用以上措施，应该立即送往医院，避免耽误治疗时间。

第三节　药物治疗指导

如果前列腺增生病患正在接受保守的服药治疗，对于这种慢性病，需要坚持长期服药，服药的规律应该非常清楚，要定时定量地服用，不能随意改动。

为了提高药物吸收，口服药要求在饭前或者饭后半小时以上才能服用；若服用像雌激素这种类型的药物，为了减少对胃肠道的刺激，需要饭后半小时服用为最佳，当肠胃里存有较多食物，可以减少药物对胃黏膜的直接刺激；有必要的话，服用缓解胃肠道刺激的药物，如胃舒平、维生素 B_6 等。

对前列腺增生症用药的临床情况来看，内分泌激素药会有一定不良反应，其他药物都比较平和，病患可以放心地长期服用。如果感觉病情加重或者是好转，切不可自行调整用量，必须联系专科医生，根据具体病情变化，由医生指导适当调整药量。只有在特殊情况之下，患者方可暂时性地调整用量。比如，出现明显胃部不适，或者吃药后出现全身性皮疹。

患者在患有前列腺增生同时，还带有心、肺、肝等内脏疾病，会出现几个专科医生分别开出处方，同时服用药物，此时应该告知医生，向医生了解这些药物有无交叉毒副作用，以避免对疗效造成影响或发生其他的不良反应。

第四节 手术治疗指导

一、术前指导

(一)饮示指导

告知患者进食高蛋白、高热量、容易消化、高纤维的食物,要多吃果蔬,以避免便秘;肾功能减退患者饮食需要低蛋白、低盐,来减轻对肾脏的压力;还需戒烟戒酒。

(二)全身情况评估

手术前需要充分了解患者的全身健康状况,以及其他并发症的情况,避免在急诊的情况下进行手术。特别是合并呼吸系统疾病、心血管疾病、糖尿病、出血性疾病、肥胖等患者,需积极配合治疗。

注意防寒保暖,防止感冒咳嗽;吸烟会增加呼吸道分泌物,所以需要劝戒吸烟者戒烟。还要让患者多训练深呼吸和有效咳嗽,利于手术后排痰,有效咳嗽、防止呼吸道的感染。

(三)泌尿生殖系统准备

主要是两点:一是进行尿液细菌培养和尿常规检验,确定是否有泌尿系统的感染,尽量在术前清除和控制这些感染。二是查看肾功能检查报告,确定肾功能损伤情况,对于前列腺增生病患,尤其是梗阻时间较长的患者,因肾功能减退比较严重,贸然手术往往会导致死亡。所以,外科的一个重要原则就是引流尿路。引流尿路一般有两种处理办法,一种是在耻骨上造瘘引流,另一种是在尿道内置入导尿管引流。术前有以下指征的,需要做尿路引流:血中含有尿素氮、肌酐升高明显、肾功能严重减退;尿路感染并发烧体温上升;下尿路出血。

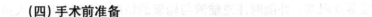

(四) 手术前准备

1. 术前清洁灌肠，清除肠道内粪便及积气，防止因麻醉后肛门括约肌松弛而使大便污染手术台，增加感染机会，预防术后腹胀。

2. 禁饮食：常规术前12h禁食，6h禁饮，防止呕吐、误吸和窒息。

3. 术前备皮，清洁手术野皮肤，防止切口感染。

4. 药物过敏试验、配血，为术中、术后用药、输血做好准备。

5. 术前用药，预防呕吐，安定情绪，诱导麻醉，减少腺体分泌，增强麻醉效果。

6. 术前一夜如担心睡眠不好，可适当服用镇静安眠药物帮助入睡，例如安定等药物。陪伴着的家属也应该尽早离开，让患者早些休息与入睡。

二、术后指导

(一) 术后观察

1. 麻醉尚未完全消退，患者神智不完全清醒时，应防止患者躁动，以免影响伤口、引流导管、输氧或输液等。

2. 配合医护人员进行定时的呼吸、脉搏、体温、血压的测量。

3. 不要在患者身旁放置热水袋、热水器，因麻醉尚未消退或消退不久，患者有些部位还没有恢复知觉，容易引起烫伤。

4. 患者清醒后，伤口疼痛时要加以劝慰，分散其注意力，尽量减少使用止痛剂。

5. 注意输液管道或插入鼻子中的输氧管道的保护，不让其脱落或阻塞，并随时注意输液与输氧的情况，及时与医护人员联系。

（二）导尿管指导

为了让尿液能顺利流出，一定不能挤压或者扭曲导尿管，使其保持通畅。在用滴注办法时，也就是像输液似的不断向膀胱滴注液体冲洗的方法时，要特别注意出水和进水的情况，若发现有堵塞的情况，还有在观察尿液的颜色时，有大量血凝块或者非常明显的血尿，都必须立即通知医护人员。有时需要记录尿量，应尽量配合看护人员收集并认真记录。

在医护工作者的指导下，对于连接着导尿管的接尿容器，要记得按时倾倒保持整洁。

无耻骨上膀胱造瘘管，一般术后3到4天时间就可以拔掉导尿管。如果是有耻骨上造瘘管，一般术后第1天就可以停止冲洗膀胱，再观察2到3小时；如看到引尿袋里尿液血色变浅，就可以拔掉耻骨上的造瘘管。等到膀胱造瘘口完全愈合后，一般是术后的第四到第五天，就可以拔出导尿管。

（三）伤口指导

术后前几天，伤口上基本会放置引流物，以便让残血或者渗液引流到身体外部，这时伤口比较潮湿，需要配合医护人员，按时更换伤口敷料。待伤口干燥了，就不需要天天换药。伤口拆线一般在手术后8到9天，年老体弱的人可以适当往后延长。

（四）饮示指导

手术后禁食时间1到2天，待肠蠕动恢复之后，吃流质的食物，之后按照从流质、半流质、软烂食物、普通食物的步骤过渡，最好多吃水果、蔬菜这种容易消化、含丰富纤维素的食物，禁止吃不好消化的食物，也不要马上进补。饮食需清淡，切不可吃辛辣物还要戒烟酒。

术后需要多排尿、多饮水，利于冲洗尿道，预防细菌的滋生，避免造成感染。

(五) 康复指导

术后前期，一般从术后 2 到 3 天开始，一直到 2 周左右，患者可以慢慢开始活动身体，主要是在床上活动，可以变换体位、多活动手脚、多翻身等，有助于身体恢复以及伤口愈合。

在术后 2 周左右，会陆续拔掉相关的导尿管，要鼓励患者积极起床进行活动，还要练习自己排尿。

一般术后的患者，会有尿失禁的情况，这是由于尿道括约肌还是比较松弛，为了能达到正常排尿状态，需要有意识地去练习，可以做收缩肛门括约肌的训练，方法如下：吸气时收缩肛门，呼气时使肛门括约肌放松。每天练习 5 到 10 组，50 次作为一组。

三、出院指导

1. 忌食辛辣，进食易消化、含粗纤维的食物，多吃蔬菜、水果，防止便秘。多饮水，日饮水量 2000 ~ 3000ml。

2. 在 3 个月内禁止重体力劳动。避免骑车，避免久蹲。防止感冒，忌烟酒，以防继发出血。

3. 不忍尿、憋尿，防止膀胱过度充盈。影响逼尿肌功能，引起慢性尿潴留。

4. 节制房事，以防前列腺过度充血，加剧症状。

5. 早睡早起，心情舒畅，参加适度的体育锻炼。

6. 定期复查，一般出院 1 个月复查。此后，每年应做肛诊、血 PSA、B 超检查，了解前列腺的大小、残余尿的多少及双肾有无积水，以免贻误病情。

7. 留心观察和发现晚期并发症。

(1) 手术后还有排尿不通畅或者有尿潴留，一般是两个原因：一是在手术中没有完全切除增生腺体，解决方法是再做一次电切；二是本身患者存在神经性缺陷而导致排尿不畅，需要给予相关检查和治疗，还需告知患者双重原因。

(2) 排尿异常：手术后部分患者会持续数月出现脓尿、血尿，这些情况只在显微镜下发现。其原因有两个：一是伤口愈合时已经坏死的组织脱落造成，二是存在肾脏病变的可能。所以，需要去做相关检查来查清病因，并及时治疗。

(3) 附睾炎：若术后发生阴囊内肿痛应及时就诊。

(4) 尿失禁：可能与手术有关，也可能为炎症、肿瘤、结石或者神经性因素引起，因此，应该做相应检查找出原因。

(5) 尿道狭窄：应仔细查找狭窄部位，给予尿道扩张，或者再次电切处理。

(6) 性功能障碍：大约有 1.4% 的病患，在术后会有勃起障碍。还有部分患者对性活动不满意，主要可能是精神因素导致，需给予必要的心理疏导。做完电切术后，会有尿道内括约肌无法完全关闭的情况，导致射精逆行，即精液不排出而进入膀胱，无生育问题者不必治疗，有生育要求者可试用麻黄素治疗，有时有效。

第五节　预防保健

1. 患者一定要严格控制饮食，例如坚决不能吸烟喝酒，饮食中最好不要出现辣椒、花椒等口味较重的食物，对于冷的、酸的、高能量的食物，也得尽量避免。添加一些时令蔬菜、应季水果，能很好地预防疾病。经常性上卫生间、排尿不禁控制，给不少患者造成了困扰，在饮食中增加板栗、干贝、山茱萸、草莓等对此有一定的帮助。还有平时应该多喝些水。

2. 患者应该忘记所有烦忧，也不要随便动怒，在夫妻生活方面也得多加注意。

3. 患者不能久坐，类似于骑行、骑术等运动应该避免，否则可能在运动过程中碰撞到患处，同时注意下半身保温，避免受寒湿。

4. 参加适当的体育活动，有助于增强机体的抵抗力，改善前列腺部的血液循环。

5. 彻底治疗泌尿系统疾病，例如慢性前列腺炎、尿道炎、膀胱炎、泌尿系统结石或睾丸疾病等。

第六章　前列腺癌的健康教育

第一节　日常指导

1. 应该努力使患者树立起战胜疾病的信心，保持乐观的情绪，在患者因疾病而悲观、苦恼时，应给予规劝与开导，不宜在患者面前谈论病情的发展，也不应该在患者面前表示任何怜悯、惋惜的心情。精神脆弱，情绪悲观的患者，家属可以采取保护性医疗方法，不让患者知道真正的病情。意志坚强的患者，则应该进一步增强与癌症作斗争的决心，积极配合医生的治疗，可提高治疗效果。

2 由于病人在进行治疗或者刚完成治疗没多久的时候，仍旧会有一些负面情绪，多体现为吃不进东西、睡眠质量不好、自身感觉不舒畅、脾气比较暴躁等，因此更应全方位进行照料。在生活方面给患者以舒适感觉，像生活的环境、食物方面的搭配、穿着的厚度、生活用品的卫生等多方面，都包含在其中。

3. 由于适量的体育锻炼可以促进血液的流动，可以更好地预防前列腺部分的癌变，因此对于那些可以下地走动的病人，要让他们积极、适量地进行户外运动，锻炼病人的身体强度，保持体力充沛。

4. 进食一些高营养的食物，同时食物要多样化，不但可以让食欲大增，也由于营养的增加，使得身体的抵御能力得以强化。也要做到不吃能量高的食物、不抽烟不喝酒、切忌有刺激性的东西，同时也不能吃那些生的、冷的、不干净的东西。同时还要多进食一些新鲜的瓜果青菜，还可以适量地饮用绿茶，但是一定不可以喝浓茶。

5.可以下床走动的病人，要经常洗澡，经常换洗内外衣裤，和被子、床单，要确保卫生干净，要预防感染性病变，特别是泌尿生殖系统，一定不能感染发炎。一些不可以下地活动的病人，由于长时间地躺在床上，可能会产生压疮，所以要让病人在床上多翻动、经常运动，那些经受压力的地方，要经常用温水进行按摩，让血液流通更顺畅。

6.对于那些排尿不是很顺畅，但是有必要进行插导尿管的病人，要让他们养成按时喝水和按时排泄的习惯。同时还能够在排泄之前，对病人的腹部进行热敷，或者是通过手进行适量的按摩，这样都可以让排泄更加顺畅。而那些膀胱造瘘管的，或者那些留置导尿管的病人，一定保证要让导管顺畅，同时也要按照医生的吩咐，按时进医院进行导管的更换。

7.一些存在癌症性疼痛的病人，要尽可能地去分散病人的精神力和增强病人的意志力，还能够对那些部位进行适量的按摩和热敷。在病情增重的时候，通过医生的嘱咐，能够适量地吃一些止痛片，尽量避免使用哌替啶、吗啡等含有麻醉效果的高能止痛药，避免出现麻醉剂成瘾。

8.病人在服食氟硝丁酰胺，也就是叫做氟他胺的药品的时候，一定要时刻注意肝功能的情况，一定要按时对肝功能的各项指标进行核查，确保肝功能正常。

9.根据医生的嘱托，一定要按时对前列腺的所有病情进行随访，其中最重要的，就是必须按时对血液 PSA 这个前列腺癌的特异性化验指标进行检查。在对前列腺癌进行有效的治疗之后，那些原来血液 PSA 指标不达标的，可以降低到达标或者与达标相接近的效果，同时前列腺癌假如没有重复发作的痕迹，那么血液 PSA 指标也会在达标或者与达标相接近的附近，不会再发生变化。假如这个指标出现上升的时候，就是在明显提示，前列腺癌又发作了。

10. 不能进行夫妻生活，也不能自慰，否则病情会更加严重。

第二节　心理指导

一、卫生宣教

在整个住院期间，应该经常性地对患有疾病的人宣传一些与其有关的知识，让他们全面了解前列腺增生症，知道如何正确面对这个疾病，可能会给生活造成哪些困扰，病情加重又会如何，医生又将如何治疗，应该在日常生活中注意什么，这样能够很好地避免病情加重。但是，有些病人心情焦虑，心理比较脆弱，那么应该隐瞒病情，通知其家人，等到其心情平缓，再告诉他实情。

二、术前心理指导

在手术前，通常会对每一个病人进行心理疏导，但所用的方法通常不同，因为每一个病人对病情的了解情况不同，心理承受能力也不一样。我们可以告诉他们，当前世界在这方面的研究与成果，谈一谈此前本医院的一些类似成功案例。还可以对病人提出的问题进行详尽的解释，同时还要提前告知他们，在手术之后会达到的效果以及应该注意的相关问题，让病人清楚地知道手术的流程、方式，解除病人的后顾之忧，让他们建立信心，这样手术就能顺利进行。

三、尿失禁心理指导

医生对病人就排尿难以控制等相关问题进行解答，让他们知道这不是永久性的，是可以治愈的，让病人充满信心。长时间的排尿无法控制，会让病人出现焦躁与阴郁，一些年纪大的病人，更容易感觉到伤感，不敢和人去交流，活在自己的世界里。适时地和病人进行交流，可以让他们的心理压力得以解放，这样病人就更容易建立起信心，同时增加活下去的勇气，同时告诉病人，尿失禁在进行手术后1年以内就会结束。

第三节　前列腺特异性抗原增高指导

一、指导患者接受临床观察

从目前的医疗研究数据来看，并不是所有前列腺癌症患者都适合根治术，对于老年患者或者PSA较高的患者，不建议采用根治术。前列腺癌具有发展缓慢以及不易根治的特点，一般的局限性肿瘤，很少能在十年之内死亡，所以根据该疾病的特殊性，采用前列腺癌根治术、内分泌治疗、放射治疗以及观察疗法，都具有较高的疗效。对于老年患者而言，临床观察法是目前患者选择比例最高的治疗方法。对于前列腺癌患者，应当给予一定的帮助和鼓励，帮助他们解除恐惧心理，同时还要定期进行PSA检测，以及去门诊进行定向检查。检查的频率，前期最好保持在每月一次，如果没有明显恶化表现，可以延长到两个月一次或者三个月一次。定期的检查，不仅可以帮助患者消除恐惧，而且还可以观察患者的病情发展。

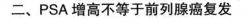

二、PSA 增高不等于前列腺癌复发

很多前列腺癌患者对 PSA 没有足够的认知，同时一些不了解 PSA 的医护人员，在治疗的过程中没有针对患者详细地解释 PSA 的真实含义，这些原因导致了患者对于 PSA，内心还是存有很大的恐惧感。其实 PSA 没有想象中的这么复杂，他只不过是前列腺上皮细胞的标志物，而且不代表前列腺癌细胞的特异性，正常人的 PSA 值在 0～4.0ng/ml 之间。PSA 值增高，不一定就代表着有前列腺癌细胞，前列腺增生以及前列腺炎都会导致 PSA 值增高，同时如果患者正在进行肛门指诊，也会导致 PSA 增高，所以大家对于 PSA 增高不必过于紧张，还需正常去门诊就诊。除此之外，PSA 指数还与年龄以及前列腺体积有一定的关系。如果前列腺体积增大或者年龄增大，也会导致 PSA 值增高。与年龄有关的正常参考值：40～49 岁为 0～2.5ng/ml；50～59 岁为 0～3.5ng/ml；60～69 岁为 0～4.5ng/ml；70～79 岁为 0～6.5ng/ml。通过认真解释 PSA 的含义，不少患者减轻了恐惧心理。

三、筛选高危患者

要想真正消除前列腺癌患者的恐惧心理，就要帮助患者真正认识到前列腺癌疾病病理。通过对患者进行 PSAD、PSAV、FPSA 等检测，来进行病情综合分析，从而通过数据进行筛选，按照 PSA 密度以及速度等数据，将高危患者筛选出来。现代临床治疗前列腺癌，最行之有效的对比数据是 PSA，但是需要注意的是，PSA 数值的高低与患者前列腺体积以及年龄也有一定的关系，不能仅仅依靠 PSA 值来判断患者的病情，通常需要测算出单位体积的 PSA 含量，然后根据数据来推断前列腺癌细胞的数量，是现代医学中最常用的方法。数据表明，单位体积中癌细胞的 PSA 含量，是良性细胞 PSA 含量的十倍之多。所以该值可对中度增高的 PSA 患者（4.0 ~ 10.0ng/ml）得出较为准确的结论。其正常值为：0.12 ~ 0.15。由于前列腺癌细胞倍增时间是良性细胞的 100 倍以上，故通过纵向追踪观察 PSA 增加的速度，即 PSAV，能更好地推测病变的程度。血清中的 PSA 可分为游离 PSA 和总 PSA，与前列腺增生相比，血清中游离 PSA/ 总 PSA 在前列腺癌患者中较低。总之临床对 PSA 较高的患者，应进一步分析 PSA 密度、PSA 速度和游离 PSA 等确定患者的病变程度。通过上述分析，可排除患者的恐癌心理。

四、消除对手术的恐惧

如果有些患者依然具有较为严重的恐惧心理，可以采用前列腺根治术来进行治疗，但是采用前列腺根治术，一定要满足一些必须条件才可以进行。目前老年人是患前列腺癌症的高发人群，睾丸切除术相对于老年人而言更加安全，而且可行性也比较高，但是老年人对睾丸切除术还是存在着一定的局限性认知，比如有损元气以及缺少男性激素等等，对于老年人的这些顾虑，我们应该及时与之沟通，并且详细地帮他了解睾丸的相关知识。值得说明的是，即便是采用了睾丸切除术，也要定期进行 PSA 的检查，并且详细记录术后变化，对于术后的一些反应及时告知患者，并详细讲解术后变化的相关知识，帮助患者消除紧张情绪。

五、药物治疗与饮示指导

前列腺增生以及前列腺炎症，都可能导致 PSA 的增高，对于这类情况应当及时采取药物治疗手段，比如保列治、抗感染药以及哈乐等等。对于前列腺癌症患者而言，目前比较有效果而且采用比较广泛的治疗方法是内分泌疗法，同时近些年，治疗前列腺癌症的药物除了雌激素以及缓退瘤等，也出现了一些其他药品进行辅助治疗。对于患者的饮食方面也要特别注意，尽量避免患者食用高脂肪食物以及红色肉类。前列腺疾病患者，可以适当食用奶制品以及鱼类食品。除此之外，还要避免吃胡萝卜，因为胡萝卜素会增加前列腺癌症的危险性，癌症患者应当食用富含维生素 D 以及维生素 E 的食品。

第四节　近距离放射治疗指导

一、术前指导

对于术前的相关检查，要仔细认真地完成，其中主要包括肝，血糖，心电图，肾功能，PSA，胸片检查，心电图等检查项目，同时手术之前要对患者进行手术有关注意事项的讲解，告知患者术前一周要停止服用华法令等抗凝剂及阿司匹林等抗血小板聚集剂。同时告知患者做好相应的肠道准备，术前24h要求患者食用流质食物，术前12h禁止食用食物，术前14h禁止患者饮水，在手术开始之前的一晚，护理人员应要求患者服用蓖麻油30ml，或以开水冲服15g番泻叶，以此来保证肠道通畅，如果有一定的必要，可以采用肥皂水进行灌肠。对于手术中所需要的手术器械，要进行全面的消毒工作，同时对于防护设备也要做好检查，例如铅衣，铅手套等器械，查看是否有破损状况。护理人员也要要求糖尿病以及高血压患者，控制好自身的血压血糖。

二、术后指导

(一)体位指导

在手术之后,对于腰硬联合阻滞麻醉者,要有 6~8h 的平卧休息时间,并且要不断激励患者进行下床活动,这样做不仅增强了患者的信心,同时也能够防止下肢深静脉血栓等并发症的发生。同时因为患者的年龄相对较大,患有恶性肿瘤,血液极为不通畅,呈现为高凝状态,高血栓是极易发生的。所以鼓励患者进行必要的下地活动是极为重要的。假如患者无法下地活动,那么可以由医护人员和家人定期进行身体各个部位的按摩,以此来保证体内的血液循环通畅。

(二)一般指导

手术之后 6~8h,患者可以进行正常的下地活动,可以恢复食用常规饮食。在 2d 内,要尽量避免过度的体力劳动,之后可以进行适当的活动。同时,对于会阴部伤口的清洗沐浴,要在术后 48h 之后,在 3d 内要坚持服用常规抗生素等药物。手术结束后,会有一段时间的留置尿管期,患者多会出现尿路刺激症,医护人员可以给予渡洛捷等药物进行治疗。

三、并发症观察与指导

(一)泌尿系症状

血尿现象是大多数患者会出现的普遍现象,不需要借助必要的治疗手段,该现象会在 24h 后消失,但是也有一部分患者出现了移除导尿管以后不能进行正常排尿的现象,仍需要再次导尿。但是如果尿管在体内存留时间过长,有可能会导致耻骨上膀胱穿刺造瘘,在患者能够进行正常排尿后移除尿管,有 70% 的几率

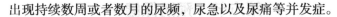

出现持续数周或者数月的尿频、尿急以及尿痛等并发症。

在一年的时间中，有90%患者的病情会逐步缓解，病情的严重程度以及持续时间的长短，与术前排尿状态及靶器官接受的放射剂量有着紧密的联系。为了缓解患者的症状，可以采用 α-受体阻断剂等药物进行治疗。同时，患者如果能够大量饮水减少咖啡饮品的摄入，也能够缓解病痛。

（二）其他症状

在术后，患者的会阴部可能会出现其他病情相对较轻的症状，比如触痛、肿胀、血肿等症状。比如出现会阴部敷料渗血的症状，医护人员要及时更换敷料，有一部分患者可能会出现排便不畅且伴随疼痛等症状，在手术后一周会有所缓解。还有一部分患者感到射精不适，有可能会在一段时间后出现血精情况。更有一部分患者出现性功能障碍等情况，在术后一段时间后会逐渐恢复正常。

四、放射防护指导

对于周围人群来说，因为粒子所蕴含的能量较小，所以不会对人体造成较大的损害。在前列腺内，大量射线能量被消耗，穿透皮肤的射线少之又少。但是出于安全考虑，在患者手术后2个月内，孕妇以及儿童与患者之间的距离要在1m以上，儿童也不应坐于患者的大腿上。同时，在患者体内进行粒子植入后，要在一周内进行相应的尿过滤检查，避免出现粒子丢失的现象。在患者排尿时，如果在尿液中发现植入粒子，可以用镊子拾起后放入铅罐中，交由泌尿科医生或放疗科进行妥善处理。

第六节 预防保健

目前研究发现，有许多诱发前列腺癌的危险因素，例如性活动、环境污染、食物营养、体重、遗传等。针对以上危险因素，可采取以下措施。

1. 注意职业防护，避免环境污染，减少与镉、苯胺、苯等致癌物质的接触。

2. 少吃高脂饮食，每日食物总热量中脂肪低于20%，防止体重过沉。

3. 养成良好生活习惯，戒烟，注意个人卫生。

4. 增加犬豆蛋白类食物的摄入，每日豆制品食物至少20~40g，增加绿茶饮用，但不易过浓，多吃含硒或含维生素E的食物，如新鲜的蔬菜及水果。

5. 少吃或不吃熏制食品，因这类食物含有亚硝胺类的致癌物质。不吃烧焦的肉食品和发霉的粮食制品。

6. 应经常食用下列食物：

（1）多食富含维生素A、维生素C的水果。有抗癌、防癌效果的水果包括山楂、无花果、甘蔗、荸荠、菱角、猕猴桃、苹果、菠萝等。

（2）常吃新鲜蔬菜。目前认为对癌症具有抑制能力的蔬菜包括：卷心菜、芥菜、菜花、油菜、大蒜、胡萝卜、百合、扁豆、芥菜、白菜等。

（3）宜吃香菇、银耳、木耳、蘑菇等食物。这些不但是美味佳品，而且亦是抗癌防癌的最佳食品。

（4）多吃有营养的干果种子类食物，如芝麻、南瓜子、西瓜

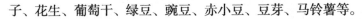

子、花生、葡萄干、绿豆、豌豆、赤小豆、豆芽、马铃薯等。

（5）常吃些瘦肉、蜂胶、牛奶或酸奶、动物肝脏、紫菜、海带等。这些食物含有丰富的维生素和微量元素，营养价值很高，有预防癌症的作用。

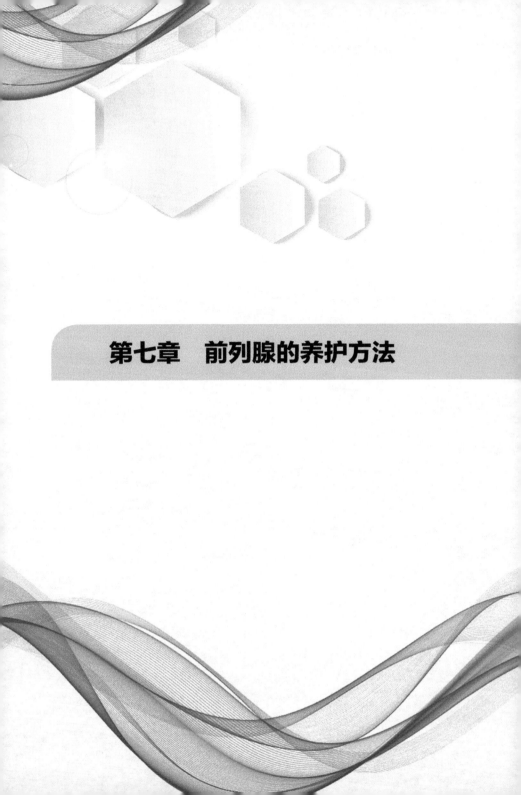

第七章　前列腺的养护方法

一、前列腺养护的原则

(一) 维护前列腺健康应从小习惯开始

中年男士高脂饮食、缺少运动、心理压力大、嗜烟、酗酒、劳逸失调、夜生活无节制等不良生活方式，只要与其中一项沾了边，就会祸及前列腺。

很多男士因为生活压力过大，导致烟酒瘾大，办公族长期坐着不运动，熬夜等生活方式，都严重地损害了他们的免疫系统，导致各种有害病菌侵蚀人体，这也是前列腺炎的发作隐患。

男士长久处在高压力、高紧张的工作和生活环境中，或者长期地办公久坐、熬夜、开车时间过长等，都使得前列腺疾病的发病率连年递增，前列腺是男士附属性腺的一个重要组成部分，若是出现病变，会对男士的整个生殖系统的健康，造成很大的隐患，对男士的身体健康极度不利。

很多不好的生活习惯，都会导致前列腺疾病的发病率有很大的提高，让很多男士面临着生理和心理的双重煎熬，若是在治疗的时候，还无法形成好的生活习惯的话，没有养治结合的话，都可能使得治疗事倍功半，甚至是毫无疗效。慢性前列腺炎的治疗是一项长期的、持久的过程。腺体经受损害后，就算得到修复，也会比健康时虚弱，想要治愈后不出现复发的可能，最重要的就是加强自身的免疫力了，这必然要求患者具有良好的生活习惯，日常的保养也不能放松。

(二) 前列腺的护腺原则

前列腺患者治疗期间及治愈之后，都要少食甚至禁食辛辣食品，并且戒烟、戒酒，一些具有刺激性的饮料也是不能饮用的。饮食应选择比较清淡、容易消化的食品，蔬菜、水果等都是不错的选择，戒酒能有效缓解患者的前列腺充血。

前列腺患者在性生活上也要有所注意，避免过多进行性生活，需要生活规律有序、有节，婚外性行为更是千万不能有的。做到不纵欲也不禁欲，这主要是从患者的年龄和健康程度来说。不过曾患过尿潴留病的患者，不建议过性生活。因为性生活也会导致前列腺局部充血，诱发前列腺炎的复发。

从疾病的角度来说，应当注意治疗泌尿系统和全身疾病患者调养。

自行车坐的调整和选择也要适当，太高和太硬都会压迫到前列腺，使得前列腺充血加重，诱发炎症。男士在骑车时，一定要注意座位的高度和硬度选择。自行车坐会对尿道上端的前列腺部位形成压迫，不利于病情的恢复，所以要尽量少骑。

泌尿生殖系统出现感染的话，也要进行及时的治愈，避免尿潴留。

进行一些体育活动也能加快前列腺的血液循环速度，有利于增强患者的机体免疫力。

可以在睡觉之前，进行一些穴位的按摩治疗，如按摩中级、会阴、涌泉和关元等穴位，并需要形成习惯，坚持反复做。

憋尿、烟酒瘾较大、不喝水和长坐不起等习惯，都不利于前列腺的健康，所以要对这些不良习惯进行改变。可适当增加一些户外活动和锻炼，从而改善自身的免疫系统，加速血液循环，这样才能有效地防止前列腺病变。

对前列腺保健，总结了"八多八少"口诀，即少烟、少酒、少糖、少肉、少盐、少怒、少药、少车，多茶、多水、多果、多

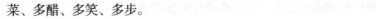

菜、多醋、多笑、多步。

(三) 养护前列腺，做好 "护花使者"

1. 吃好三餐养 "花" 要按时喝水，水的日摄入量不少于 2 升。这样能有效地稀释尿液的浓度，对尿道起到冲洗的作用，对前列腺分泌物的排出也有一定的益处，从而减少了对前列腺的影响。饮食上宜清淡规律，忌辛辣食品、烟酒。男士的前列腺、睾丸和肾上腺中的番茄红素较多，具有较好的抗氧化功能，可减少氧化游离基的存在，能减少前列腺疾病发病的几率，而番茄红素大量存在于番茄中，因此对于男士预防前列腺炎来说，番茄是不错的饮食选择。而且番茄红素是一种脂溶性物质，也就是说只能溶解在油脂中，所以番茄只有做汤或者炒熟后，才能对前列腺炎起到一定的预防作用。

男士对前列腺的保健，应该注意适当地补充锌元素，因此可以多食豆类植物、坚果仁、瘦肉、海产品等；同时还可以增加一些植物油、水果、蔬菜和粗粮的食品，确保各类抗氧化剂的获得。番茄对于男士的价值是非常之大的，常被成为男人的食物。美国权威机构经过相关研究后发现，生吃番茄能有效预防前列腺癌的发病，可降低百分之三十的发病率，这是因为番茄中的番茄红素，能补充前列腺中所需的营养物质，并可通过与芥蓝的同食，获得更好的防癌、抗癌效果。

多食苹果：前列腺液中主要含有各种酶类、有机物和蛋白质，以及大量的微量元素，尤其以锌元素居多。国外通过临床研究，发明了苹果疗法，效果还是非常显著的。相比于昂贵的含锌药物，苹果汁的优点就更为突出了，如疗效更好、安全性更高、更有利于消化和吸收，最重要的是，更容易被患者所接受。一般来说，想要较好的疗效，就可以适当提高苹果汁的浓度。所以，慢性前列腺炎患者，可以养成日常食用苹果的习惯，可以获得不错的疗效。苹果疗法操作简单、效果显著，得到了很多前列腺炎患者的欢迎。

禁食辛辣：生蒜、辣椒、胡椒和大葱等都是属于辛辣食品，患者要尽量少食，避免引起器官充血和血管扩张，加重病情，很多慢性前列腺炎的患者喜食辛辣之物，虽然在病情复发时有所收敛，但是一旦症状好转时，又经受不住诱惑，从而导致前列腺炎反反复复发作，难以痊愈。

戒烟：吸烟对人体的危害已经无需多言了，其实它还可能诱发前列腺疾病。因此吸烟是极度不利于人们的身体健康的。尽管大家对吸烟的害处都有着深刻的认识，却不知道它对前列腺的危害。香烟中主要含有焦油、烟碱、一氧化碳和亚硝铵类成分，这些成分都对前列腺组织有较大的损害，并且能影响支配血管的神经作用，不利于前列腺的血液快速循环，造成前列腺组织的充血和肿大。

2. 清洁护"花" 其实男士也应该勤洗会阴部，而且要注意便前便后勤洗手，这样才能有效保持阴部的清洁和干爽，有效避免尿道被细菌侵蚀，从而牵连前列腺也被侵害，这样能有效减少前列腺炎和前列腺增生的发病率。

男士的阴囊褶皱较多，具有较大的伸缩性，且会产生大量的分泌物，由于阴部区域通风条件不畅，细菌容易大量繁殖，若不注意个人卫生的话，只会加重细菌的滋生和繁殖，使得整个生殖器官的生存条件都比较恶劣，诱发前列腺增生、性功能下降和前列腺炎等疾病，如果不能及时养成良好的卫生习惯，还有可能导致病情进一步恶化。所以，养成清洗阴部的好习惯，对前列腺炎的预防有一定的作用。除此以外，每次性生活后也要养成清洁生殖器的习惯。

3. 防寒保温暖"花"预防前列腺，首要是做好防寒保暖的工作，因为寒冷会对人体的交感神经兴奋性产生强烈的刺激，导致前列腺管和腺体的收缩、血管的扩张等，使得前列腺长期处于一种慢性充血的状态，对尿道形成较大的压力，从而造成前列腺液的大量淤积，引发前列腺增生等疾病。因此，男士日常，特别是冬春等温度变化较大的时候，注意衣量的适当增减，确保做好防寒保暖工作，特别是下半身要保持干燥、温暖和舒适，尽量避免直接坐在冰凉的座椅上，出门最好自带座椅垫，防止严寒对身体的侵害。

寒冷会增强人体的交感神经兴奋性，这会导致尿道压力增加，使得尿液逆流，所以，冬天时座椅要适当做好保暖工作，在户外活动时，要避免长久坐在凉的石头和椅子上，气温较低时，及时做好防寒保暖工作，避免感冒的发生。

4. 定时喝水浇"花"花是需要水滋润的，因此对前列腺的保健，也离不开水的重要作用，应保持及时饮水的良好习惯，每天至少要保持1000毫升以上的饮水量。这样可以促进排尿，对尿道进行清洗，将前列腺分泌物进行排出，也就是我们常说的内洗涤作用，这样能有效减少前列腺感染的几率。不过酒精类饮料不能算，因为酒精对前列腺会产生麻醉作用，导致其充血肿大，所以要尽量减少酒精类饮料的摄入量。

浓度太高的尿液也不利于前列腺的保健，若是长期受此作用，就有可能引发前列腺疾病。饮水是一种较好的生活习惯，白天如此，晚上也可适量饮水，这样才能对血液产生稀释作用，而且能有利于排尿，对尿液也能起到稀释作用，这样既能冲洗尿道，又能减少对前列腺的刺激。

5. 勤于坐浴润"花"可在睡前进行时间在 15 分钟左右的坐浴，水温控制在 40 摄氏度，之后再进行一定的按摩。这样也非常有利于对前列腺进行保健。具体操作是：人体仰卧，将左脚伸直，然后用左手的中指、食指和无名指对神阙穴也就是肚脐，进行旋转式按摩，与此同时，还要将右手的中指、食指和无名指，对会阴穴进行旋转式按摩，每次做 100 次左右后再换手做 100 次左右。这对血液循环起到了很好的促进作用，有利于促进前列腺的健康。

温水淋浴对缓解肌肉和前列腺的紧张有一定的疗效，能促进前列腺的血液循环，减少不适感，所以每天进行一到两次的温水淋浴，且配以一定的前列腺按摩动作，对前列腺的保健也是大有益处的。

6. 少坐多动坐能让人产生舒适感，但是却对前列腺有较大的影响，且坐得越久，伤害越大。这是由于人们坐着时，前列腺承当了人体的重心，而且坐得越久，对前列腺造成的压力也越大。为了对前列腺进行保护，应该尽量减少久坐不动，而且坐大概半个小时左右，就应该起身活动一下。若已经出现了前列腺增生，应该相应地调整坐姿，将重心放在左右两边臀部上，这样能有效减少前列腺所受到的压力。

7. 适度性生活前列腺会产生大量的分泌物，所以需要及时排出。比较有效的办法就是进行规律的性生活，适当地释放前列腺的压力。生理正常的男士，性欲长期得不到释放的话，会导致前列腺局部充血，使得前列腺的分泌物得不到及时排出，增强了交感神经的兴奋性，引发尿频、尿不尽的症状。所以，对于中老年人来说，可以将性生活安排在清晨的时候，这时候经过一晚的睡眠休整，体力比较好，心情也较平和，神经放松，雄激素分泌也比较旺盛，是性爱的好时期。不过过度纵欲也是不妥的，这会造成前列腺充血肿胀，引发充血性前列腺炎。

通过临床研究发现，规律的性生活是预防前列腺疾病的有效措施，这种方式也是将前列腺分泌物排出的最佳途径，很多中年以后的夫妻，逐渐就没有性生活了，这其实对前列腺是非常不利的。

对性欲不能过度压抑也不能过度放纵，压抑欲望会造成前列腺的分泌物得不到及时排出，局部充血也得不到释放；纵欲会让前列腺处于一种长期兴奋的状态，导致其充血肿大。最适宜的方法就是适度、规律地释放性欲。适度是以不产生疲劳感为宜。一般来说，30岁以下的男士需要每周2至3次的性生活；31-50岁需要每周1至2次的性生活；51-60岁需要每月2至3次的性生活；60岁以上则适合每月1次或每一个半月1次的性生活。

8. 减少摩擦穿着紧身内裤、骑车等，都会加大摩擦阴部，对前列腺造成压迫和紧张。因此，骑车时间不宜过长，骑行40分钟左右就要下车进行适当的步行，并调整好座椅高度和舒适度；穿着低腰牛仔裤的时候，也不宜过长，应与宽松型的裤子交换着穿；穿紧身内裤，内裤以棉质宽松为宜。

9. 心情舒畅要对自己的不良情绪进行及时的排除，因为生气等情绪会对神经系统产生重大的刺激，不利于交感神经和副交感神经的平衡性，使得交感神经过度兴奋，盆腔交感神经也不能避免。盆腔交感神经过度兴奋，会引起前列腺充血肿大，从而导致尿道狭窄，引发排尿不畅等问题。

生活压力和心理因素都会使得前列腺疾病的发病率增高。有临床研究表明，减轻患者的心理和生活压力时，能使得其症状也会有所减轻，所以平时要及时地释放压力，保持身心愉快。好的休息和心理状态，都将对前列腺的保健起到积极的作用。

临床研究资料显示，当男士生活压力减小时，前列腺症状会得到舒缓。因此，平时应积极进行自我调适，尽量保持放松的心态。

10. 要避免挤压前列腺和憋尿久坐不动和骑车都会挤压到前列腺，因此通常时候，最多坐到 40 分钟就应该站起来走一走或动一动，骑车的时候要注意调整好车座的高度、硬度。

憋尿会损害前列腺和膀胱，尿液过多会使得膀胱逼尿肌张力能力有所弱化，导致排尿不畅，甚至引发急性尿潴留。所以只要感觉有尿意，就应当及时排出，避免过分压迫前列腺。

不管是对于男士还是对于女士，及时排尿都是很有益处的，体内的毒素可以随着尿液排出体外，能对肾脏起到很好的保护作用。

11. 定期到医院做前列腺检查同时定期对身体体检，也是有效的预防疾病的措施，很多的疾病在初期或者潜伏期内，临床表现并不突出，所以，定时体检很有必要。

男士中年以后，每年对直肠和前列腺抗原进行检查是很有必要的，若是家族中曾有人患过前列腺癌，在过了 40 岁后，更应该每年做这两项检查。一般情况下，可做前列腺液检测、超声波检测、直肠指检等，若出现无法辨别的症状时，可进行磁共振和 CT 检查，及时发现问题，及时进行治疗，应该将疾病扼杀在初期阶段，这对前列腺保护也是一种很有意义的措施。

对前列腺进行保健的重要措施就是未雨绸缪。前列腺位于尿道上口，因此前列腺出现问题，首先影响的就是排尿功能。若将男士泌尿系统看成一个葫芦的话，那么葫芦上的大肚就相当于膀胱，葫芦的小肚就相当于前列腺，而柄儿部分就相当于贯穿前列腺的尿道。前列腺是在盆腔的底部，它的上面分布着膀胱，下面则是尿道，前后方分别是耻骨和直肠，因此医生可以通过直肠指诊就摸到前列腺。而且前列腺是进行内外分泌功能的性分泌腺的重要器官。因此也可以将它当做是一种性器官。

外分泌腺包括汗腺、消化腺等，指的是经由管腺来传送分泌物的一种器官。最近这些年的研究结果显示，前列腺同时具备内分泌作用。前列腺分泌的外分泌物主要为前列腺液，一天的分泌量在2毫升左右，这也成为了精液的主要成分，呈稀薄、均匀的乳白色液体，一般酸碱性在pH7.2，属于弱碱性，并富含多种酶。精液的主要成分包括精浆和精子，而且精浆含量占总量的百分之九十五，精浆中有三分之一左右是前列腺液。

(四) 呵护你的前列腺

1. 调节精神情绪身心紧张、心理焦躁，都会对前列腺造成较大的伤害。焦躁紧张情绪长期得不到缓解的话，会导致前列腺的临床症状加重，并出现多种临床症状，延长病程，而且还可能引发复发。所以，对情绪要进行及时的释放，缓解精神压力，而且要正确认识疾病，不要过分夸大病情或过分惧怕。

2. 科学合理过度的脑力劳动和情绪的悲观压抑，都会对大脑皮层和全身神经系统产生刺激，导致内分泌功能紊乱，从而还会影响睾丸的生精功能和性功能，甚至导致男士不育。

3. 长期或过度手淫，也会使性兴奋中枢经常处于紧张状态，而导致性功能早衰。过度性生活、手淫、强度较大且较长的全身兴奋等，都会对身体产生不利的影响，消耗大量体力，导致人体免疫系统出现失调，会出现头晕耳鸣、全身乏力、容易感冒、阳痿早泄、腰酸背痛等身体不适感。

4. 莫要戒欲若是长久的禁欲，也不是明智的做法，会使得精液过量充盈在前列腺又无法进行及时的排解，导致人的情绪出现焦躁难安、情绪起伏度大、失眠多梦等症状。因此，性生活应劳逸结合，精液藏泄有度，既不透支，也不过于淤积。

5. 使用壮阳春药 壮阳春药，亘古盛行不衰，然其大多是辛热燥烈之品，其药效是短暂的，日久精、气、血亏损，精微物质消耗太多，诸症蜂起，变生诸疾。

6. 洁身自爱 因性传播疾病引起生殖道感染而导致慢性前列腺炎、男士不育症者日渐增多，故应洁身自爱，防止性病蔓延。

7. 局部保暖要到位

在以瘦为美的审美观潮流下，一些男士也如女士一般崇尚瘦削的体型效果，在穿衣方面并不注重保暖，往往穿得比较单薄，这就很容易引发前列腺病变或者使原来就存在的病情加重。保持温暖的环境，可以缓解前列腺和精道内的压力，让平滑肌纤维放松，减少前列腺出口的阻力，通畅前列腺环境。适合的温暖环境，可以缓解肌肉组织的收缩，降低前列腺充血状态，让水肿状态得以恢复。

8. 坚持规律的性生活

坚持规律的性生活，有助于维护前列腺健康，年轻人处于"性活跃期"，性生活过于频繁，容易引发前列腺发炎等病症，而当性生活受到抑制，性能量的释放受到外界干扰而被迫中止的时候，前列腺出口处因为分泌物的堆积，容易造成前列腺腺体间的组织水肿，导致前列腺因炎症出现水肿的情况出现。综上所述，规律健康的性生活，是保持前列腺健康的重要方式。

9. 戒除吸烟不喝酒

前列腺是男人体内的重要器官，对于辛辣等刺激性的食品极其敏感，例如烟与酒等刺激性食物，不可避免地对前列腺造成各类影响。吸烟与不适度饮酒，极易造成前列腺膨胀，这是由于香烟中含有的毒素及酒精，在进入人体内后，会随着血液的流动影响到前列腺，此时前列腺的毛细血管遭受刺激进行扩张和充血，细胞组织渗出液增多，细胞水肿。前列腺在受到烟酒等刺激性食物刺激之后，人体不适症状明显，绝大部分人在很短的时间内就会有阴部坠胀的感觉，而且痛痒交叉，伴随有睾丸下坠的剧烈疼痛的同时，尿道刺痒。前列腺受影响容易，但摆脱刺激性食物的影响却并非一时，一般情况下，受刺激而渗出的大量组织液，需要三到五天才能被前列腺吸收，恢复到正常状态。在两种速率严重不平衡的情况下，在上一次饮食辛辣食品所造成的影响未消除的同时，又继续出现吸烟、饮酒等行为，前列腺因此遭受二次伤害，长此以往，反反复复的伤害，容易造成前列腺的功能损伤。因此曾经遭受过此类痛苦的男士，对于再次刺激前列腺的行为，要完全杜绝。

据调查，在其他条件相同的情况下，不吸烟的男士患前列腺病的几率远小于吸烟的男士，这一比例在二分之一到四分之一。造成这种结果的原因，是香烟中含有大量的刺激前列腺的有毒物质，包括但不限于尼古丁、焦油、烟碱等。这些有毒物质干扰了前列腺正常的血液循环，导致前列腺肿大和组织损伤。

10. 经常锻炼不久坐

长时间的坐姿，会让男性的前列腺压力负担过重，这是因为前列腺的位置决定的。男士的坐姿是坐在了前列腺上，长时间的前列腺压迫，使前列腺形成慢性充血水肿，局部因为分泌物的累积，使前列腺代谢产物不能及时排除体外而造成阻塞，长时间阻塞会使分泌物排泄不畅，恶性循环导致慢性前列腺炎的情况发生。

由于互联网的发展，线上办公趋势的日益普及，当代金领、白领由于长时间在办公桌前工作加之缺乏体育运动，很容易引发前列腺疾病，并且很难治愈。经常性进行体育锻炼，可以增强人体免疫力，让前列腺抵抗外界病菌的侵扰，减少前列腺疾病的发生。

多参加体育锻炼以及文化娱乐活动，可以避免长时间的坐姿引发的痔疮、前列腺疾病的发生，也有助于这类疾病病情的减轻。

11. 少吃辛辣食品

虽然目前并没有研究明确表明，辛辣食品能够直接引发前列腺疾病。不过酒精辣椒等的摄入，会强烈刺激尿道和前列腺。使得前列腺对于疾病的免疫力降低。其他刺激性食品的摄入引起短暂的会阴部不舒服，血管扩张并完成前列腺水肿、充血等，都是引发前列腺疾病的原因。另外，刺激性食品的过量摄入，还会导致性器官非正常充血，患有痔疮、便秘症的患者更应该注意，避免摄入过量刺激性食品以免病情加重，甚至压迫前列腺，使得排尿不舒畅。

12. 避免着凉

前列腺上有着大量的肾上腺受体，受凉就会引起交感神经兴奋。气温偏冷的或者冷热交替频繁的季节，患者切记注意防凉，远离感冒和上呼吸道感染疾病的侵扰。切记不可长时间躺或坐在偏凉的物体上，避免交感神经兴奋引起的尿道内逆流。

13. 保持大便通畅

便秘患者由于结肠内累积的食物残渣多，会使与之临近的前列腺充血现象加重，同时，便秘者在排便的过程中，由于向下用力，用力的过程中压迫尿道变细，小便受到外界挤压的影响，对

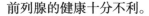

前列腺的健康十分不利。

14. 避免憋尿

憋尿会使膀胱变大，导致局部压力增大，给前列腺造成大的压力，前列腺压力增多，引发局部血流不畅，使水肿现象进一步严重。当我们坐长途汽车的时候，会因为上厕所不便，而抑制尿意，但憋尿带来的身心伤害远不如跟司机打招呼，尽早下车排尿，打招呼可能带来一时的尴尬，但憋尿带来的痛苦，远比你想的猛烈。多次憋尿会使尿肌收缩力减弱，尿肌收缩弹性减低会使排尿困难，导致急性尿潴留的发生，所以，在日常生活中，尽量避免憋尿，做到有尿即排。

15. 多喝水

多饮水是保护前列腺最好的也是最简单的方式之一，每天的饮水量至少七杯水为宜，大约为2000毫升。如此可确保排尿通畅，并有消炎、补肾、排毒的功效。

饮水量不足的后遗症为脱水，以及削弱了排尿对尿路的冲洗作用，引起尿液浓缩。因此，白天建议多饮水，使得血液中水的占比增加，并且增强尿液对于尿路的冲洗作用，避免尿液浓度过高，影响前列腺的健康。白天建议的多饮水，不代表晚上可以少饮水，晚上也需要适当饮水，不过并不需要白天那样多。最终使尿液的浓度变低，使其对前列腺的刺激病变影响减小。

16. 适量的户外运动

生活压力过大的男性，更容易患前列腺肿大，当压力小一些的时候，症状会有所减轻，所以，保持轻松的心态很重要。增加户外运动量，适当的体育活动可以使身体增强抵抗力，还可以使前列腺局部的血液循环状况好转。一周至少运动五次，而且每次不少于半小时；每次运动后的实际心跳次数基本上要为170次/

分钟。

17. 规律的性生活

短期内性交频繁的男性，发生急性前列腺炎的比例极高，差不多占90%。过少也有可能导致前列腺炎，因为性生活过少，前列腺分泌物不能及时排放，时间久了前列腺会过度充血与扩张，从而导致炎症。不仅如此，还有很多其他的性行为，会使前列腺充血而引发炎症，如体外排精，性交中断。

18. 节制性生活

性生活不当极易引起前列腺增生，而该疾病的预防，需要从青壮年就开始，性生活适度，不放纵也不压抑。性生活过多，使前列腺一直处于充血状态，从而造成前列腺增大。所以，当性欲旺盛时，不要放纵，这样前列腺便可避免长期处于充血状态，可以及时得到恢复与修整。性欲要适度，过分控制也不可，对前列腺同样也不利。

19. 多放松研究表明，生活压力的大小，与患前列腺肿大的几率成正比。所以，保持放松舒适的心情对于前列腺很重要。

不良情绪对人的健康影响很大，许多男士疾病就是由此引发的。保持良好乐观的精神状态，对预防和治疗疾病都大有好处。消极、悲观的心理因素与性生活，是前列腺疾病发生的重要因素。据临床数据所得，生活与心理压力较轻时，前列腺疾病的症状也比较良好，反之，则比较严重。所以，无论何时，人都应该保持轻松的心态。好的心理状态，充足的睡眠，对前列腺的健康很重要。

20. 洁会阴

因为阴囊处的褶皱多，分泌物也很多，如汗液，长期处于阴暗潮湿的环境，极易滋生细菌，如果不注意清洁卫生，就会使生

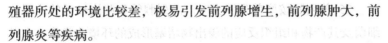

殖器所处的环境比较差，极易引发前列腺增生，前列腺肿大，前列腺炎等疾病。

21. 勤锻炼

将锻炼融入日常的工作生活，保证每天有适当的运动量，保持轻松愉悦的心情。对于开车族，在开车的过程中要变换姿势，多运动，增强体质，同时不要熬夜。上班族在上班空闲时，要舒展舒展筋骨，拉深拉伸身体。

不管是脑力方面还是体力方面的劳动，都要适度，性生活既不能放纵也不能压抑，再加上适当的运动。保持男士旺盛的体力，杜绝疾病的侵扰。

随着生活压力的增大，前列腺患病的几率也越大，反之，压力减少，前列腺的症状会得到改善，因此，轻松愉悦的心情是很重要的，多进行户外运动，适当的运动可以增加人体的抵抗力，使前列腺处的血液循环得到改善。

22. 慎用药物

用药不当可能影响治疗效果，如有的药有可能导致排尿更加困难，当达到一定剂量的时候，可能导致急性尿潴留，如颠茄片、麻黄碱片、阿托品、异丙基肾上腺素等。最近还发现了一些药物含有促进泌乳素分泌的成份，钙阻滞药和维拉帕米，这些药物还可以使逼尿肌的收缩力降低，使排尿更加困难，所以在药物的选择上一定要慎重。

23. 及时治疗应及时、彻底治疗前列腺炎、膀胱炎与尿道结石症等。

24. 推拿小腹按摩小腹部，点压相关穴位，如脐下的气海关元穴，对恢复膀胱功能有益。在排尿后用力按摩，可以进一步促进排尿，从而减少膀胱内的余尿。

25. 前列腺按摩前列腺炎时，前列腺管和腺泡被活的或死的细菌及其产物和组织反应的渗出物堵塞形成的环境非常像一个微小脓肿。理论上讲前列腺按摩可解除这些腺管梗阻，得到正常引流，使抗生素更易穿透。因此，建议前列腺按摩，每周 1～2 次，以帮助前列腺液的引流。一般按摩后，患者感觉舒畅，局部不适及坠胀感觉减轻。但若按摩后症状加重或有发热者，应暂停按摩并加用抗菌药物治疗。

26. 热水坐浴每日 1～2 次，每次 15 分钟，要求水温在 42～43℃。

27. 前列腺热疗可采用前列腺超短波治疗、微波治疗、射频治疗，以及热疗加抗生素离子透入治疗，以促进炎症吸收。热疗途径可选择经尿道或经直肠。

（五）制服有碍于前列腺健康的主要罪魁祸首

1. 熬夜熬夜是前列腺的"笑面杀手"，作息无度、睡眠不足再加上前列腺反复充血，对前列腺健康的威胁不言而喻。

建议：保持良好的作息习惯。

2. 冷　目前在大家的认知中，前列腺炎多发生于细菌感染，而细菌感染的多发环境，大多比较潮湿和干热，但是如果一味降温而缺乏必要的保暖措施，也会导致前列腺炎症的发生。适当的温度，有助于降低前列腺以及精道的腔内压力，从而减少阻力，并且有助于前列腺引流的通畅。

建议：做好保暖工作，天冷及时增添衣物。

3. 辣随着人们生活水平的提升，饮食规律也发生了变化，过于辛辣和刺激的食品充斥在人们的日常生活中，而前列腺炎症引发的另一大原因就是过度贪吃辛辣的事物。同时，具有刺激性的食物，如大蒜、辣椒等，都会对前列腺起到刺激作用，经常食用辛辣食物，将会引起前列腺血管的扩张以及水肿，从而降低了前列腺的抵抗力，导致了大量细菌的滋生。许多患有前列腺炎症的患者，由于缺乏对辛辣食品的节制，导致了病痛反复发作而难以彻底治愈。建议：烹饪多采用蒸、煮等做法，口味宜清淡，忌辛辣。

4.懒　现代生活工作压力比较大，生活节奏快是大多数年轻人的常态，尤其是男人到了四十岁以后，生活的压力、工作的繁忙以及社交的频繁，占用了大量运动的时间，缺乏基本的运动量也是现代社会中男人的常态，而有数据表明，长期缺乏运动会导致前列腺遭到压迫，前列腺因肿胀充血而增加发病率。

大量数据表明，运动具有强身健体、增强免疫力的功效，对于预防前列腺疾病有着积极的促进作用。跑步是放松前列腺以及增强前列腺抵抗力的最有效方法。人在跑步的状况中，会增加前列腺以及周围的器官血液的活跃度，同时也会有规律地对前列腺造成冲击，从而起到按摩的作用。

建议：慢跑，弹跳运动。

5.酒　数据表明，引起前列腺疾病的另一个诱因是过度饮酒。通过大量数据表明，大多数前列腺疾病患者有饮酒的历史和习惯，而过度饮酒则会导致血管迅速扩张，导致器官严重充血，从而加重了前列腺等疾病的恶变。过度的饮酒将会导致前列腺疾病发病率升高，已经是一个不争的事实，如果前列腺患者不节制饮酒也会造成病情的恶化。

建议：少喝酒，最好不喝，绝对不能酗酒。

6.烟　吸烟和饮酒一样，同样是前列腺疾病的一大诱因，虽然香烟有缓解压力和舒缓情绪的作用，但是香烟本身的成分尼古丁，却是肺癌、胃癌以及前列腺疾病的罪魁祸首。香烟中不仅有尼古丁，同时还含有烟碱、焦油、亚硝胺类、一氧化碳等有毒物质，这些物质会直接损坏前列腺组织，同时还会破坏支配血管的神经系统，长期吸烟会降低前列腺血液循环的流畅性，而且还会导致前列腺充血严重。通过数据表明，具有长期吸烟习惯的男士，在四十岁以后患有前列腺疾病的概率，是不吸烟人群的五倍之多。

建议：戒烟。

二、运动养护前列腺

（一）保护前列腺日常锻炼不可少

坚持运动不仅能够强身健体、提高身体抵抗力，同时还能有效降低前列腺疾病的发病率，对于前列腺疾病患者而言，适当的运动可以延缓疾病的炎症过程，对于前列腺疾病有益的运动有跑步、游泳、散步以及骑行等。

身体在长时间运动过程中，会加速汗液的分泌，众所周知，分泌汗液是人体在进行排毒的一种方式，所以坚持运动可以帮助治疗前列腺疾病。坚持运动有助于治疗腰酸肿胀、会阴肿痛以及神经功能紊乱等。同时，适当运动有助于药物的吸收，从而减弱病痛。但是对于前列腺疾病患者而言，不提倡剧烈运动，因为剧烈的运动会加剧前列腺的充血以及肿胀，久而久之不仅不会延缓炎症，反而会加重病情。所以前列腺患者一定要在医生的建议下适当运动，根据数据表明，每天坚持半小时的运动量，对于身体恢复为最佳，当然，不同年龄段的患者应当另当别论。

（二）温和运动有益于前列腺

运动的项目多种多样，对于前列腺患者而言，不仅要选择自己喜好的运动形式，而且还要选择对自己病情有益的运动形式。

为了增强前列腺血液的流动以及淋巴循环，促进炎症的消退，可以采取一些温和的运动，如慢跑、做体操以及散步等。

对于前列腺患者，不建议进行长时间的骑跨运动，因为长时间进行骑行、骑马等骑跨运动，会导致会阴以及尿道等部位的挤压，从而导致前列腺局部充血，最终加重病情。

除此之外，患者还应当在医生的建议下，积极参加康复训练。

保养前列腺跑步"第1名"

运动对于保养前列腺意义重大。而保养前列腺，跑步运动是"第一名"。

1. 跑步对前列腺的保养作用明显通过以上总结，我们不难发现，运动对于预防前列腺疾病以及前列腺疾病的康复治疗，有着积极的促进作用，但是在众多的运动项目中，跑步对于前列腺疾病来说是最有效果的运动形式。因为前列腺的位置处于盆腔底部，而它的上边和下边分别是膀胱和尿道，特别是前列腺的左右，有很多韧带以及筋膜的固定，所以跑步对于治疗前列腺疾病的效果就显而易见了。

首先，人类盆底肌肉在跑步的过程中会有节奏地进行张弛，在这一过程中，也会有节奏地刺激前列腺的运动，并且促进前列腺以及周围器官的血液流动。其次，在跑步的过程中，人的腹腔内脏器官会有规律地进行运动，同时会对前列腺造成有规律的冲击，从而起到按摩的作用。

2. 游泳、散步、打网球皆有作用除了跑步以外，散步以及跑步等温和运动，虽然也能有效地缓解前列腺的炎症恶化，但是，这些运动形式不能很好地起到垂直运动带来的作用，所以，这些运动带来的优势不如跑步更为有效。

（1）游泳：游泳是一项水平运动，人体内部器官因为水平运动而缺少对前列腺等器官的按压，也就意味着难以发挥按摩的作用，游泳虽然能够增加人体腿部肌肉以及盆底肌肉的活跃度，但是相对于对前列腺的弹跳作用不大。

（2）打网球：网球对于场地以及年龄的要求比较大，同时，网球运动需要的体能比较多，不太适合老年人。

（3）骑自行车：骑行运动会增加盆底肌肉以及前列腺的挤压，过度的挤压，会令盆底肌肉以及前列腺造成紧张，长久的骑行运动会加重前列腺疾病的病情。

跑步运动不受时间、人数、场地以及天气的过多影响，对于前列腺疾病患者具有明显的促进作用，但是我们不提倡剧烈的跑步运动，因为剧烈运动会造成前列腺的充血和水肿，这样不仅不会消减炎症，反而会起到反作用。

（三）散步对前列腺的保健作用

运动对于身体健康的促进作用已经不必多说，但是在运动形式的选择，以及运动时长上，一定要考虑到自身实际情况，适度运动不仅可以增强身体抵抗力，而且还对器官的保养具有显著的促进作用，对于男性而言，适当的散步可以有效保护前列腺。

跑步和散步运动都具有按摩前列腺的作用，但是相对于跑步而言，散步在垂直方向的运动幅度，要更小一些，所以，适当增加一些跑步运动还是很有益处的。

（四）前列腺保健操

1.顺时针按揉小腹30下，然后按压小腹，有一个从下往上提的过程，重复30次。

2.用温热湿毛巾，揉洗会阴部，揉3圈往上顶一下，持续一两分钟即可。

3. 双手掌心摩擦后背的肾区，微微发热即可。

4. 推拿脚后跟和脚底凹陷处，感觉发热即可。

三、性爱养护前列腺

(一) 性生活是一种前列腺"保养品"

前列腺本身是一个分泌器官，不断地产生前列腺液，也需要定期排放，这是保养前列腺的秘诀。

男士在结婚以后，前列腺分泌的液体就会慢慢增多，这些液体平时都会聚集在腺泡以及腺管内，而这些腺液会伴随着性活动而排出体外。倘若前列腺液长时间没有排出体外，就会增加前列腺包膜的张力，同时会引起会阴部胀感，从而会产生排液的愿望。

倘若这种排液的愿望没有得到满足，长此以往，会加重盆腔以及前列腺充血的情况，久而久之就会患上前列腺疾病。所以，和谐的性生活有助于腺液的排出，从而有利于前列腺的保养。

不和谐、不规律的性生活对前列腺缺乏保健作用，还会诱发前列腺疾病。经常实施体外排精、性生活中断，同样也可使前列腺充血肿胀而引起炎症。

(二) 性生活过多对前列腺有影响吗

适度的性生活，可以对性腺功能起到维护的作用，有利于人体的健康。然而过度的性生活，会导致尿道前列腺出现过度充血或水肿的症状，使得尿道更易受到病原体的感染，病原体甚至可能会扩散至前列腺。

同时过多的性生活，还会导致盆底肌肉紧张力的增加，久而久之，会造成盆腔内容物受到慢性自我刺激，局部发生血液循环障碍，最终出现炎症反应。前列腺液及精液也可能由于性生活过多而分泌、滞留在尿道中，使得病原体更易在尿道中生存。此时，若尿道受到性交的挤压、自行控制射精或性交中断等情况发生时，尿道内的病原体就容易逆行扩散，引发炎症，导致前列腺炎。因此，适度性生活对前列腺液及精液的排放，病原菌滞留的防治，以及对局部血液循环的促进，均具有积极的作用。

需要注意的是：保持适度的性生活，对于前列腺炎患者的康复具有促进作用，而非完全停止性生活。

(三) 没有性生活的前列腺患者易加重充血

男士之所以前列腺发生疾病的时候不需要禁欲是因为，即使禁欲也不能完全防止前列腺充血，因为禁欲不等于不会产生正常的性欲。一旦产生性欲，而又不遵循生理规律，反而会加重前列腺充血，因此说无性的前列腺炎患者会加重充血，让此病更加严重了。

适度的性生活对于治疗慢性前列腺炎是有必要的，慢性前列腺炎患者需注意无须禁欲，可以正常过性生活。

腺体充血为前列腺炎发病时的主要病理改变。过去有人认为，房事会使前列腺甚至整个盆腔充血，会使前列腺炎的症状进一步加重，因此应当禁房事。事实上，房事可控，但正常的生理现象不可控，正常的性冲动是无法禁止的，因此也无法禁止其引起的前列腺及盆腔充血。

根据研究发现，无性高潮时盆腔充血的消退时间 (1 天) 要远远超过射精后盆腔充血的消退时间 (15～30min)，说明性爱对于前列腺充血的缓解作用要优于禁房事。另外，前列腺腺液中的炎性分泌物，也能够随房事排精部分排出，这对于炎症的缓解和康复是十分有益的。所以，房事应顺其自然，前列腺炎患者不应完全禁房事。

(四) 中老年人保持规律性爱可防治前列腺疾病

前列腺是男士生殖器官，它虽只有核桃大小，在人体器官中并不引人注目，但它在男士生殖繁衍中扮演着不可缺少的角色。

中老年时期，对于前列腺来说是一个"多事之秋"。过于频繁的人体生理活动，会导致前列腺长期超负荷，抵抗力下降，身心感到疲惫，更加容易受到病菌的侵害。频繁的生理活动会使射精管经常开启，细菌也更加容易沿尿道逆行而上，在前列腺内进行繁殖，进而引发前列腺炎。

淋球菌、衣原体、支原体等病菌，也会对前列腺进行侵害，导致前列腺炎；当结核杆菌侵入时，则会导致结核性前列腺炎。另外，蛲虫的寄生还会引发蛲虫性前列腺炎。

前列腺炎的发生，会引起精液质量下降，生育质量降低等问题，甚至还会导致不育。另外，性功能也常会受到影响，出现阳痿、早泄等症状。保持生殖器局部卫生、今早矫正包茎、包皮过长等问题，洁身自好、预防病菌感染，对于前列腺疾病的防治具有重要的意义。

老年人前列腺保健，尤其是前列腺增生患者，一个重要的环节就是规律的性爱。性爱可以缓解前列腺炎老年患者的不适症状，对生活质量的提高具有帮助作用。

前列腺作为人体生殖系统的一个分泌器官，需要进行定期的排放。性发育正常的男性，在受到性刺激后，血管会扩张充血，可以通过规律的性生活排出腺体的分泌液，减轻前列腺的负担。若长期压抑性欲，则会导致前列腺液无法排出，局部充血得不到缓解，交感神经的持续兴奋，会使得排尿梗阻和尿路刺激加重，最终出现尿频尿不尽的症状。

所以，规律的性爱可以作为健康的中老年人的一种保健手段，规律适当的性爱，更易于前列腺的健康。

诱发前列腺疾病的原因是复杂多样的，当感到不适时，就应该尽早到正规医院进行就诊，明确患病原因，避免延误病情。遵从专业医生的指导，保持良好的心态和健康的生活习惯辨证施治，争取早日康复，避免疾病反复发作。另外，最好从少年开始，就将前列腺的保健重视起来。

四、按年龄养护前列腺

(一) 男士一生严防"阀门"造堵

1. 青壮年，谨防阀门"冒炎"。青壮年时期主要容易发生的是急慢性前列腺炎疾病。其根本原因在于，青壮年时期男性的性功能旺盛，行活动也更为频繁。当受到性兴奋刺激时，前列腺会因为反复充血而出现炎症。另外个人卫生不达标准，抵抗能力下降也是前列腺感染细菌的原因。

目前，前列腺炎的就诊人数约占各大男科医院和泌尿外科男士患者的 25%～30%。主要分为细菌性前列腺炎 (急性、慢性)、无菌性前列腺炎和前列腺痛。会阴部、小腹、腰骶部等部位的疼痛不适；尿道灼热、尿频、尿急、尿痛；尿道口出现分泌物；疲乏忧郁等均为其主要症状。另外，前列腺液中的白细胞≥10 个 / HP，卵磷脂小体则会明显减少。良好的生活习惯可以有效预防前列腺炎的发生，需要引起重视。

2. 老年时，提防阀门"增生"。老年男士由于睾丸功能的退化以及激素水平的失衡，前列腺增生的发病可能会增加，前列腺炎发病的可能性则会降低。据调查，50 岁以上男士前列腺增生发病率较高，且会随着年龄的增长而更加明显和严重。其主要症状是尿频、夜间排尿频繁、进行性排尿困难 (迟缓无力，时间延

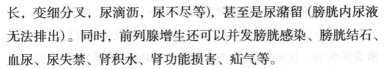

长，变细分叉，尿滴沥，尿不尽等），甚至是尿潴留（膀胱内尿液无法排出）。同时，前列腺增生还可以并发膀胱感染、膀胱结石、血尿、尿失禁、肾积水、肾功能损害、疝气等。

　　其主要治疗方法分为两种：一是药物治疗，二是手术治疗。目前药物治疗一般使用的是 a 受体阻滞药和还原酶抑制。前列腺增生患者应该注意避免生气，劳累，饮酒，着凉等，以免病情加重，导致尿潴留症状的出现。

　　3. 男士一生，建议每年一次体检调查显示肺、胃、肝、结肠直肠、食管和前列腺的癌症，较其他癌症更易影响男士发病死亡。肺癌、胃癌、肝癌、结肠直肠癌以及食管癌等，严重危及生命的癌症，社会的科学宣教工作极为广泛，预防方式众所周知，可是对于危害男性健康的前列腺癌却了解其少。作为男士生殖系统最常见的恶性肿瘤，前列腺癌的发病率会随着年龄的增长而增长，尤其在欧美地区，发病率仅次于肺癌，位居第二。近年来，我国的发病率也在明显升高。具有内、外双重分泌功能的男士身体中的最大的性腺，"男士第三心脏"——前列腺，在维持男士生理功能中发挥着巨大的作用。由于前列腺癌起病缓慢，早期无明显症状，因此早期只能通过专业医生的检查才能发现。

　　男科专项体检能够帮助发现身体亚健康状态以及潜在的疾病，45 岁以上男性最好每年安排一次专项检查。其对于尽早发现疾病，疗效最大化，缩短治疗的时长以及减少治疗费用，有着重大的意义。

（二）青春期男士前列腺的保养

　　前列腺是男士生殖器的重要组成部分，属生殖腺。它本身是一个分泌器官，不断地产生前列腺液，也需要定期排放，这是保养前列腺的秘诀。

在幼儿时期，前列腺很少招惹疾病。过了青年"情窦初开"时，就会有疾病找上门来。过长的包皮容易发生包皮龟头炎或尿道炎的疾病，这时细菌会进一步通过不时开放的射精管，进入到前列腺内，导致前列腺炎的发生。目前所知，最小的前列腺炎患者仅12岁。尽早将多余的包皮切除，能够有效起到青少年时期前列腺炎的预防作用。

随着年龄的增长，前列腺逐渐进入"试运行"阶段，前列腺液会在青年时期少量地被生产出来，起到为精子提供能量的作用。婚后，前列腺则处于一个繁忙的阶段，前列腺液昼夜不停地被生产出来，以确保精子可以源源不断地输送。

婚后的青春期男性，前列腺液分泌会开始变得规律起来，腺泡和腺管将液体储存起来，并在性生活或自慰时，随着前列腺精囊和后尿道肌肉节律性收缩进行排出。

和谐规律地进行性生活，能够对前列腺起到保健的效果，射精促进了前列腺液排入尿道，同时也满足了男性的心理需求，将前列腺中"胀满的东西"排出去的强烈愿望得以实现。反之，当性生活不够和谐规律时，则起不到保健的效果，甚至还会成为前列腺疾病的诱因。前列腺的充血肿胀，出现炎症，有可能是由于经常体外排精或中断性生活导致的。

即使在相对温暖的春季，但早晚温度较低，因此应该注意防寒保暖，因为寒冷可以使交感神经兴奋增强，导致尿道内压增加而引起逆流，前列腺管也因收缩而排泄障碍，产生充血，使症状反复或加重。

(三)中年男士前列腺的保养

现在社会，中年人普遍工作忙、压力大、应酬多，前列腺的保健也就显得尤为重要。

1. 积极参加体育锻炼缺乏体育锻炼，身体素质及心肺功能欠佳的中年男士，更年期容易提前到来，内分泌腺均出现增生。因此，多进行兴趣爱好的培养，积极进行体育锻炼，增强身体素质，促进血液循环，可以有效减少前列腺部位血液的淤滞。另外注意劳逸结合，注意防寒保暖，减少酗酒等不良因素带来的刺激。

2. 适当节制性生活性生活过于频繁、性生活中断，经常手淫等不良的行为习惯，容易导致中年男性前列腺的反复充血肿胀，严重时甚至会引发无菌性炎症，进而导致睾丸提早萎缩、性激素平衡失调等，会提高前列腺增生发生的可能。所以，中年人应节制性生活，以第二天不出现疲劳、腰膝酸软、四肢无力等感受为度；另外尽早对频繁手淫、性生活中断等不良习惯进行纠正，可以减少前列腺增生发生的可能。

3. 避免会阴部损伤会阴部位可能会由于自行车骑行时间过长或坐垫过高过硬而受到损伤，机械性压迫导致前列腺受到刺激；穿着紧身裤也会影响前列腺的血液循环，长期穿着可能诱发前列腺增生。

4. 及时治疗泌尿系疾病经常患尿路感染和膀胱炎等疾病的患者，前列腺腺体更容易受到细菌的入侵，由排泄管入侵到腺体内部的细菌，还会引发前列腺炎。所以，积极地预防泌尿系统感染，对于中年人来说十分必要。及时切除过长的包茎和包皮，不憋尿，每晚对会阴和外生殖器进行清洗，可有效预防细菌感染。

5. 纠正盆腔充血前列腺和盆腔器官的水肿，也可能由于习惯性便秘、结肠炎及肛门疾病；或者过多的饮酒及食用辛辣食物造成。定时排便，及时治疗肝肠疾病；清淡饮食，远离烟酒等可以对盆腔血液循环起到改善的作用，可以对前列腺增生起到预防的作用。

(四) 中老年男士前列腺的保养

岁数越大身体功能逐渐衰退，尤其是中老年人，随着身体器官的老化，疾病也会乘虚而入。对于中老年男性来说，前列腺是出问题最多的器官，若想保证它的健康，必须做好自我保健工作。

1. 多喝白开水每个人每天要喝2～2.5升的水，最好是白开水，这样利于排尿。前列腺很害怕浓度高的尿液，若长期给它"吃荤"容易引发炎症。而白开水能稀释尿液，故需要多喝。

2. 万不得已不憋尿中老年人不比年轻人，膀胱、前列腺也没有年轻人那么强大，憋尿很可能憋"坏了"。所以，不是万不得已的情况，最好立刻如厕。

3. 性生活要节制随着前列腺功能的衰退，中老年人的性生活也需要节制。若荒淫无度，前列腺会长期处于充血状态，进而转变成前列腺肥大，也很有可能发炎。

4. 放松心情减少压力多数中老年人基本都该享受天伦之乐了，在此时期一定要保证心理健康，减少生活中的压力，这么做可以使前列腺也得到舒缓。

5. 洗澡用温水过热、过冷的水温都能令肌肉受到刺激，温水才最合适。温水能缓解身体肌肉紧张度，前列腺也因此完全放松下来。若患有某种前列腺疾病，更需要温水的滋润。

6. 保持身体清洁人体"不见天日"的私处很容易藏污纳垢，若细菌乘虚而入，很容易导致前列腺炎。因此，坚持搞好个人卫生是预防前列腺疾病的重要环节，同时在性生活过后，也要及时清洁私处。

7. 注意保暖别受寒冬天一定要注意保暖，即使座椅也最好垫

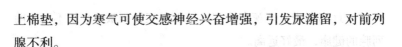

上棉垫，因为寒气可使交感神经兴奋增强，引发尿潴留，对前列腺不利。

8.减少私处的摩擦私处的摩擦会加重前列腺的负担，因此，像骑自行车、骑摩托等活动最好减少。

9.戒除不利健康的嗜好吸烟、喝酒都对身体健康有影响，油腻、辛辣的食物也会刺激前列腺。所以，平时要多吃蔬菜、水果，减少代谢的负担。

10.多锻炼身体平日要多锻炼身体，提高身体的功能，杜绝久坐的情况。

（五）老年男士前列腺的保养

1.及时排尿有利于前列腺的健康。憋尿过程中，前列腺受到挤压可能会导致发炎或炎症的加重。有憋尿习惯的人应该注意，及时将尿液排空，能够起到活血化瘀的作用，达到消炎消肿的效果。及时排尿也能够帮助没有憋尿习惯的人，预防前列腺炎症的发生。

2.多喝水多喝水可稀释尿液。尿液的浓度越高，对前列腺的刺激性就越强，因此多喝水使尿液浓度降低，可以减少对前列腺的刺激，更利于前列腺的健康。

3.学会放松降低前列腺肿大风险。生活及工作上的压力，均会增大前列腺肿大的患病可能，临床经验表明，压力的缓解，会伴随前列腺症状的缓解，因此学会放松十分必要。

4.规律的性生活临床研究发现，前列腺疾患可因每周规律适当的性生活得到缓解。失去性生活对于中老年男性的前列腺保健是不利的。

5.洗温水澡洗温水澡可以舒解肌肉与前列腺的紧张，因此，可以缓解前列腺的炎症症状。

6. 远离咖啡、辛辣食物与酒精以上三种刺激性食物不利于前列腺的健康，最好远离。

7. 天天沿着尿道两侧进行推拿 15～20 分钟，强度以自己能够承受为准。

8. 站立做收缩肛门运动天天早起和晚睡前做 50～100 次，以肛门觉得酸热为准。

9. 夏天用湿毛巾冷敷睾丸每晚 2～3 次，以睾丸收缩到位为准。

10. 天天锻炼慢跑 10～15 分钟，以微出汗为准。

五、养护前列腺的其他方法

(一) 适度自慰可放松前列腺

并非长期频繁自慰就一定会导致慢性前列腺炎。因为个体间的差异，自慰是否过频和个体抗病能力均是不同的，事实上，多数未婚男性的自慰频率并非他们担心的那么频繁。适度频率的自慰，还有助于前列腺液的清除，减少前列腺液的淤积，对前列腺功能起到保护和恢复作用，因此不必过于担心。

(二) 保护前列腺，坐姿有讲究

男士前列腺对温度十分敏感，寒冷刺激可使盆底肌肉痉挛，诱发前列腺炎。因此冬季外出，不要累了就直接坐在冰冷的板凳上，可随身带一块坐垫之类的东西加以保护。另外，太硬的板凳会加大盆腔器官受挤压的程度，时间长了会引发盆底肌肉功能异常、前列腺充血，进而导致前列腺炎。所以，常骑自行车的男士要调整好车座的高度，并在车座上加一个软垫，避免前列腺受压。

那些患有前列腺增生的患者，在坐下的时候可以有意识地将重心移向左臀部或右臀部 (可以左右臀部适当轮换) 这样，就可以避免人体重心直接压迫增生的前列腺，从而避免或减轻增生的前列腺向尿道压迫。经常如此，能对增生的前列腺起到保护作用。

(三) 正确坐姿可保护前列腺。

众所周知，久坐对于健康，尤其是前列腺的影响很大。但很多人由于工作的关系，一天内有相当一部分时间是坐着的。不良的坐姿很有可能造成前列腺疾病的加重。正常重心居中的端坐时，男性几乎就是坐在位于盆腔最底部的前列腺上的，长时间压迫，会导致局部的血液畅通性受阻，不利于有害物质排出，炎症也由此引发，最终发展为前列腺疾病。最大限度上减少坐姿对前列腺造成的不良影响，需要注意以下几点。

1. 经常对坐姿进行调整，注意将重心轮流进行左右交换，可以有效减轻前列腺充血等症状。为减少对前列腺的压迫，而经常地侧坐一面是不可取的，因为这样会使身体一边的肌肉经常保持在紧张的状态当中，腰椎周围的平衡会打乱，会诱发腰臀的疼痛不适。

有效保护前列腺的正确坐姿为：经常对坐姿进行调整，左右两侧身体轮换承担重量。这样才能达到预防前列腺疾病的效果。

2. 坐 1 小时左右就起来适当走动一下，以避免腰部和盆底部肌肉僵硬，影响盆底部的血液循环。还应养成多喝水的好习惯，以稀释尿液，避免炎症，减轻对尿道的刺激。另外，建议最好能坐宽松舒适的座椅。这样不仅能分散会阴部所承受的重力，也可以使盆底肌肉放松，促进盆底部血液循环。

(四) 男士最好坐得硬一点

司机及常在办公室内的男性，久坐是工作需求之一，因此保证每间隔一段时间就起身走动，是十分必要的。同时汽车座椅及工位椅的材质，在久坐之后会使阴部产生捂热感。座位的清凉舒适，更利于前列腺的健康，因此凉席坐垫或木质座椅更适合需要久坐的男性。

（五）保护前列腺，躺着最好

久坐会对会阴部位造成压迫，前列腺会因此充血，继而发展为前列腺炎。"大会不发言，小会不发言——前列腺发炎。"已经成为了职场男性众所周知的顺口溜。坐久后站起来走走，确实对健康有益，散步、卧床，是给前列腺减压的更好方法。

前列腺炎高发人群包含汽车司机与办公室一族。最近有研究发现，由于前列腺静脉与直肠静脉有交通支，直肠附近的静脉丛也会由于久坐而长期充血，进而出现例如痔疮、精索静脉曲张的盆腔静脉疾病。

部分久坐的人认为，以站起来散步的方式进行"改变体位"就足以实现前列腺减压。实际上，卧床才是更好的前列腺减压方式。在床上或者沙发上躺一会儿，是十分有效的缓解前列腺充血的方法。

腹压力对前列腺造成的压迫，由于卧床而得到解除，前列腺处的血液循环更加通畅，充血也会随之减轻，盆腔静脉的循环通畅。减轻盆腔疾病对前列腺的损害减轻的同时，盆腔疾病的发病率也随之降低。

因此，有意识地进行提肛运动，可以作为工作十分繁忙时的选择，肛门的收缩，会对前列腺的血液循环起到积极的促进作用，从而达到前列腺减压效果。

（六）常缩肛有助于前列腺排毒

众所周知，常做缩肛运动能缓解便秘。其实，缩肛运动还有另一个好处，就是有助于前列腺排毒。尤其对于慢性前列腺炎患者来说，每次进行3～5分钟的肛门和直肠收缩，能按摩紧挨着直肠壁的前列腺，不仅能促进前列腺血液循环，有利于疏通前列腺管，排出其中的毒素和细菌，还能转移注意力，缓解心理压力。

需注意的是，缩肛的频率不要太快，最好是慢收慢缩。

（七）蹲着撒尿可保护前列腺

男士的生理结构使得尿道的长度较长，排尿不尽的情况更加容易发生，因此男士朋友应尽量保证不在小便后立即坐下，能溜达或站立3～5分钟为最佳，这样可以让尿道中的尿液排尽、在尿道恢复自然状态后再坐下，可避免尿路感染的发生，前列腺炎发生的概率会因此降低。将残余尿液排净的正确方法，包含如下几种。

1. 蹲位排尿。这种排尿方式可以帮助增加腹压，对尿液的排出起到加速作用，从而降低患病的风险。公众场合不方便的情况下，男士可以在家中进行尝试。

2. 手指挤压。排尿或冲凉时，用手指对阴囊与肛门之间的会阴部位挤压，可以帮助膀胱排出残留的尿液，且有利于慢性前列腺炎的痊愈。

3. 多做提肛运动，提肛运动可以对会阴部肌肉和尿道肌肉的收缩力起到提升的作用，进而实现膀胱尿液残留的减少。排尿结束后的男士尿道，内外括约肌闭合，前列腺部的尿道会形成一个闭合腔，此时立刻坐下，腔内的压力会增大，导致尿液的反流。这时细菌就会有机可乘，进而诱发前列腺炎。患有前列腺疾病的男士，如果习惯在小便后立即坐下，残留尿逆流至前列腺会导致症状的加重。因此最好让尿道中的尿液尽量排尽，并在排尿后站立或溜达3~5分钟，在尿道恢复自然状态后再坐下。

4. 前列腺炎和前列腺增生患者，最好不要着急用力排尿，腹压的增大会导致症状的加重。另外需要注意的是，久坐的办公室和司机等，最好在每次坐下40分钟左右后，起身进行适当的活动，伸伸懒腰、踢踢脚；同时也要重视对坐姿的变换，让给你一生带来幸福、帮你传宗接代、为你排除废物的重要器官——前列腺，得到充足血供。

（八）前列腺的按摩方法

1. 他人按摩患者取胸膝位，操学者右手食指佩戴橡皮手套后涂抹润滑的液状石蜡，首先对肛周进行轻柔的按摩，进而缓慢伸入直肠，在触摸到前列腺之后，用食指的最末指节，对着前列腺的直肠面，从外向上向内向下顺序对前列腺进行按压，即先从腺体的两侧向中线各按压3~4次，再从中央沟自上而下，向尿道外口挤压出前列腺液。一般来说一周进行1~2次按摩。按摩时需要注意手法的"轻、缓"，注意对患者感受的询问，切忌反复强力的粗暴按压，以免给患者带来不必要的损伤。另外，主张患者在按摩完毕后立即进行排尿，这样有利于尿道中积存的炎性分泌物随着尿液排出。

2. 自我按摩盲目胡乱的前列腺按摩，会造成伤害，方法的正确性十分必要。慢性前列腺炎的患者多是十分忙碌的中年人，他们中的多数人没有充足的时间去医院进行按摩，因此一些患者会选择在家中自行按摩。一些患者前列腺体饱满、柔软、分泌物较多，自我按摩对他们来说简单有效。患者便后清洁肛门及直肠下段，取下蹲位或侧向屈曲卧位，用中指或食指按压前列腺体，方法同前，每次按摩3~5分钟，以每次均有前列腺液从尿道排出最好。为减少不适，按摩前可用肥皂水润滑指套，并且注意按摩时要保证轻柔，另外，每次按摩治疗间隔至少为3天以上。自我按摩过程中，如果发现明显的前列腺触痛感，且囊性感增强，就需要患者及时去专科门诊就诊，避免慢性前列腺炎出现急性发作时进行前列腺按摩的情况发生。

3. 按摩会阴穴作为汇集一身之阴气的长寿要穴，会阴穴还可以对前列腺起到养护的作用。经常进行点揉，可以缓解前列腺炎、前列腺增生等疾病，同时对痔疮、便血、便秘以及部分妇科疾病，也能起到一定的助治疗作用。

（九）前列腺的保健按摩

1. 按揉丹田仰卧，双手重叠按于下丹田（下丹田位于脐下3寸），左右旋转按揉各30次。用力不可过猛，速度不宜过快。

2. 指压法取中极穴（脐下2寸）、阴陵泉（胫骨内侧踝直下方陷窝中）、三阴交（内踝直上3寸，胫骨后缘），各穴用手指掐按几分钟，早晚各一次。

3. 揉按会阴穴仰卧屈膝取穴，两手掌搓热后，用示指轻轻按摩会阴穴20次，早晚各一次。

4. 搓脚心两手掌搓热后，以右手掌搓左脚心，再以左手掌搓右脚心各50次。早、中、晚各做3次。

5. 点压法用于在脐下、小腹部、耻骨联合上方自左向右轻压，每1～2秒压一次，连续按压20次左右，但要注意不要用力过猛。用于前列腺增生引起的尿潴留。

前列腺保健按摩不是万能的，仅仅靠这些方法还无法达到根治前列腺炎的目的，前列腺炎的预防跟您的日常生活的良好习惯也有很大的关系，目前治疗前列腺炎最好的方法就是用中药调理。

（十）如何按摩前列腺才最有效果

一个有效的方法叫做推拿前列腺，也就是所谓的前列腺按摩，这是一种用手或器具刺激前列腺的技术，按摩过程中通常伴有射精行为。

操作方法是将手伸入直肠轻轻地按摩前列腺。此法除了治疗的益处，它也是帮助男士实现性唤起的一个手段。然而，前列腺按摩法不适合已患前列腺疾病的男士，因为按摩有将前列腺感染散布到人体其他部位的风险。

如果你决定尝试前列腺按摩法，操作方法如下。首先，让你的伴侣修剪指甲，戴一副橡胶手套，在上面涂抹一些水溶性润滑油。然后，把手指伸进你的肛门并朝肚脐方向向上触摸。她应该能感觉到前列腺，是一个胡桃大小的球状物。当她能触及前列腺时，她的手指应在它的周围轻轻按摩，同时避开神经集中区域的敏感地带。

前列腺按摩可能会导致你的性兴奋并伴随射精行为。然而，并不是每次都可以引发射精，并且，如果没有的话，你也不必担心。

（十一）前列腺按摩能否自己来

由于体位的原因，前列腺按摩很难自己完成。一般患者可取站立位，年老体弱者取仰卧位或侧卧位，按摩者用右食指佩戴指套，在涂润滑剂后，从肛门缓慢伸入直肠，并对前列腺进行指诊，判断其大小、硬度、触痛、表面光滑否，有无硬结、双侧叶是否对称，是否存在中央沟，前列腺按摩时应该先自前列腺两叶从外至内下的顺序进行按压，随后再沿中央沟自上而下进行挤压，如此反复进行数次，将尿道外口排出的前列腺液进行收集，作镜检或细菌培养。需要注意的是，急性前列腺炎发作期间，不

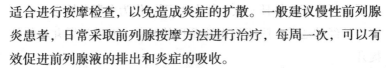

适合进行按摩检查，以免造成炎症的扩散。一般建议慢性前列腺炎患者，日常采取前列腺按摩方法进行治疗，每周一次，可以有效促进前列腺液的排出和炎症的吸收。

（十二）不适合做前列腺按摩的人

对前列腺进行定期的按摩，实现前列腺液的引流，从而将炎性物质排出，可以解决前列腺分泌液淤积的问题。前列腺按摩疗法还能够对局部血液循环起到改善作用，因此还被作为促使炎症吸收和消退的辅助疗法。

事实上，一些患者前列腺体饱满、柔软、分泌物较多，自我按摩对他们来说简单有效。但是有几种情况是不适于进行按摩的：被怀疑为前列腺结核、肿瘤的患者；慢性前列腺炎急性发作期；前列腺萎缩或硬化患者。

自我按摩过程中，如果发现明显的前列腺触痛感，且囊性感增强，就需要患者及时去专科门诊就诊。作为一种辅助治疗手段，前列腺自我按摩疗法是无法完全代替其他疗法的。

（十三）按会阴护前列腺

1.提兜功"的实施方法是通过揉、搓、抖、拉等手法，对睾丸、腹股沟及会阴部进行按摩。可以对雄性激素的分泌起到刺激作用，提高免疫力，使人精力充沛。并且能够对早泄、性功能减退、前列腺炎、前列腺增生等疾病起到防治的作用。

2.按摩阴囊将阴囊用掌心和四指，轻柔地握住并提起，用拇指指腹从阴囊上部，轻轻对侧睾丸进行揉搓，按摩。一般是左右手交叉对双侧阴囊进行按摩，每日进行一次，每手各揉搓81下，持续2~3分钟即可。需要注意的是，按摩时间不应过长、力度也要加以控制。

3.按摩腹股沟用两个手指对阴茎根部两侧进行按压，从上往下进行摩擦，每日一次，每次81下。作为向睾丸输送血液和连接神经的通路，腹股沟血液循环的改善，有助于睾丸功能的提升。

4. 按压会阴左右手中指，分别对阴囊根部和肛门之间，进行点揉按压50下。经常按摩性功能的刺激中心——会阴，能够帮助提升性生活质量，还能够对痔疮和前列腺增生起到预防作用，同时可以有效地对肛门括约肌进行锻炼。

参 考 文 献

[1] 周作新，汪玲，王菊香.前列腺炎治疗与饮食调养[M].北京：金盾出版社，2016.

[2] 王树森.前列腺炎诊疗手册[M].石家庄：河北科学技术出版社，2013.

[3] 马琪.前列腺癌男性早关注[M].北京：人民卫生出版社，2014.

[4] 徐勇，张志宏.前列腺癌[M].北京：科学技术文献出版社，2009.

[5] 叶定伟.前列腺癌家庭防治手册[M].上海：同济大学出版社，2016.

[6] 宋春生，郭军.名医解惑良性前列腺增生症[M].北京：中国科学技术出版社，2016.

[7] 李春源，谢英彪.前列腺炎与前列腺增生简便自疗第2版[M].北京：人民军医出版社，2013.

[8] 孙学东.前列腺增生症合理用药与调养[M].西安：西安交通大学出版社，2010.

[9] （意）文森佐·詹特来，（意）瓦利西娅·潘妮比安科，（意）亚历山德罗·希拉尔著.前列腺癌的多学科治疗[M].天津：天津科技翻译出版公司，2018.

[10] 孙颖浩，高旭.前列腺疾病[M].上海：第二军医大学出版社，2016.

[11] 付涛 . 前列腺疾病 [M]. 北京：中国医药科技出版社，2014.

[12] 夏术阶，孙晓文 . 前列腺疾病第 2 版 [M]. 北京：中国医药科技出版社，2013.

[13] 杨玺 . 养护前列腺 [M]. 北京：人民军医出版社，2013.

[14] 丁淑贞，姜秋红 . 泌尿外科临床护理 [M]. 北京：中国协和医科大学出版社，2016.

[15] 邱建宏，郑妍，滑丽美 . 泌尿外科健康教育手册 [M]. 北京：人民军医出版社，2014.

[16] 范静，张景云 . 泌尿系疾病健康教育 [M]. 北京：军事医学科学出版社，2013.

[17] 程云 . 老年护理 [M]. 上海：复旦大学出版社，2016.

[18] 万家豫，袁为群，沈珣 . 老年护理 [M]. 西安：第四军医大学出版社，2015.

[19] 曹桂栋 . 泌尿外科常见疾病的诊疗与护理 [M]. 徐州：中国矿业大学出版社，2005.

[20] 张来平，张静 . 内科护理 [M]. 西安：第四军医大学出版社，2014.